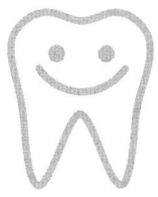

牙齿健康全书

[日] 鱼田真弘 —— 著

吴梦迪 —— 译

天津出版传媒集团

天津科学技术出版社

读者须知：医学是随着科学技术的进步与临床经验的积累不断发展的。本书中所述的知识与各项建议均是作者结合自己的专业和多年的经验审慎提出的，但图书不能替代医疗咨询。因本书相关内容可能造成的直接或间接不良影响，作者和出版方均不予担责。

JINSEI 100-NEN JIDAI HA WO NAGAMOCHI SASERU TESSOKU(RULE):
KENKO TO KENKO NO 3 GENSOKU
Copyright © Masahiro Uota 2021
All rights reserved.
Original Japanese edition published by CrossMedia Publishing Inc.
This Simplified Chinese edition published
by arrangement with CrossMedia Publishing Inc., Tokyo
in care of FORTUNA Co., Ltd., Tokyo

经授权，北京快读文化传媒有限公司拥有本书的中文简体字版权。
天津市版权登记号：图字02-2025-051号

图书在版编目（CIP）数据

牙齿健康全书 /（日）鱼田真弘著 ；吴梦迪译. --
天津 ： 天津科学技术出版社, 2025. 4. -- ISBN 978-7
-5742-2798-9
　Ⅰ. R780.1
中国国家版本馆CIP数据核字第2025GZ7095号

牙齿健康全书
YACHI JIANKANG QUANSHU

责任编辑：	张卓
责任印制：	兰毅

出	版：	天津出版传媒集团
		天津科学技术出版社
地	址：	天津市西康路35号
邮	编：	300051
电	话：	(022)23332400
网	址：	www.tjkjcbs.com.cn
发	行：	新华书店经销
印	刷：	天津联城印刷有限公司

开本 880×1230　1/32　印张 7.25　字数 140 000
2025年4月第1版第1次印刷
定价：58.00元

前言
百岁人生时代守护牙齿健康的关键

感谢大家选择这本书。

我想每个人都是抱着不同的目的翻开本书的吧。有的人可能是在日常生活中遇到了口腔健康方面的问题,有的人则是对牙齿感兴趣。我想先向大家介绍一下本书出版的背景,即人类寿命的延长和牙齿所处的环境。

首先,人类正迈向"百岁时代"——全球平均预期寿命突破85岁,发达国家如日本、瑞士等的国民平均预期寿命已经突破90岁大关。这不仅意味着人类正朝更长寿的生活迈进,更提醒我们要注重生命质量的全程优化。

然而,随着高龄社会甚至超高龄社会的来临,牙齿的寿命又如何呢?6岁时萌出的磨牙平均寿命长达51岁,被认为是最长寿的尖牙平均寿命能达到60岁(2023年日本牙齿疾病实况调查)。虽说牙齿的寿命也在逐年延长,但仔细一想,它与人体的寿命之间仍有40年的差距。

大家能想象这"空白的40年"的生活会是什么样的吗?

步入老年后,大多数人都会面临牙齿脱落的问题。刚开始可能是一两颗，进行补牙治疗后，又会脱落更多，以至于最后无法咀嚼坚硬或有嚼劲的食物。随着年龄的逐步增长，随心所欲地享用食物变为一种奢望。

身边的朋友一直很注重保护牙齿，他们能吃的食物，你却无法吃。渐渐你就不太愿意和他们交往了，心情也会随之变得低落。

就算更加长寿了，但无法随心所欲地享用自己喜欢的食物，饮食的乐趣也会减半，变得不常出门，长此以往，人还会丧失自信。

我想，如果是这样，很多人应该都会感觉很郁闷吧。

那要如何填补"**身体寿命100岁 - 牙齿寿命60岁**"的空缺呢？本书将毫无保留地向大家介绍一些必要的知识，帮助大家实现百岁牙齿的目标。

那么，如果实现了"牙齿寿命100岁"，会怎么样呢？

"退休后还能享受第二人生。"

"可以充分享受咀嚼美食的愉悦感。"

"牙齿的咬合力和以前一样好，可以随心所欲地吃自己喜欢的食物。"

"能够经常和朋友聊天、吃饭。"

"人显得年轻了。"

"出去旅游拍照时，可以露出引以为豪的牙齿，放声欢笑。"

想想都会觉得这样的人生很完美吧！

作为口腔医生，我希望能够帮助大家实现"牙齿寿命100岁"的目标。为此，我将本书的重点大致分为3个部分，旨在向大家介绍与牙齿相关的必备知识，以填补身体寿命和牙齿寿命之间的40年差距。

① 了解守护牙齿健康的关键

我将从预防、治疗、修复3个方面来讲解该如何守护牙齿的健康。同时，我也会详细介绍相关的口腔专业用语。希望本书能成为你去医院咨询时随身携带的宝典。

除此之外，我还会解答龋齿、牙周病、牙刷和牙膏的选择方法、影响牙齿的习惯等有关牙齿的各种问题。

② 了解牙齿和全身的关系

随着时代的变化和医学的进步，现在有些口腔科也开始为患者评估全身的健康状态了。

糖尿病、心脏病等疾病，氟化物、香烟等外部因素，颌骨、面部肌肉以及全身的骨骼肌，精神状态都会影响口腔环境。因此，可以通过牙齿状态和口腔环境推断全身的健康状况。

为了实现牙齿和人生的双百岁，我还会介绍"口腔健康与其他身体系统的关系"，希望可以帮助大家了解更复杂的情况。

③改变对牙齿和健康的认知

即便了解牙齿的相关知识,没有具体的方法指导,也很难行动起来。因此,我整理了一些建议,希望能帮助大家养成健康的生活习惯,比如"定期做口腔检查""刷牙时要特别注意刷哪些部位""去口腔科时,要随身携带服药记录""吃零食时,要定好时间"等。

接下来,我想简单介绍一下自己的履历。

我从事口腔医生工作已经有十多年了。前5年,我在日本大阪大学第二修复科工作。牙齿修复是指用人造材料填补牙齿缺失的部分或替换整颗牙齿。刚开始的5年,由于我一直在做牙齿修复的工作,所以对自己的真牙有多珍贵这一点深有体会。

成为口腔医生的这十多年,我见证了很多变化。2021年和2010年左右接诊的患者,即便他们年龄相同,浑身散发的活力、年轻感也明显不一样了。

这全是大家健康意识提高,自我护理意愿增强的结果。本书将进一步传授有关牙齿和口腔的基础知识,希望能帮助大家收获更健康的人生。

本书将按照如下顺序进行讲解。

第1章 让牙齿活到100岁!我们该如何延长牙齿寿命?

第2章 关于预防 如何保护牙齿,预防牙齿问题?

第3章　关于治疗 如何呵护治疗过的牙齿?

第4章　关于修复 牙齿缺失之后,该如何修复?

先百岁牙齿,后百岁人生。

希望本书能帮助大家实现"身体寿命100岁 = 牙齿寿命100岁"的目标,也希望大家能坚持阅读到最后。

牙齿需要治疗的情况
如果你的牙齿出现了下面这些症状,请尽快去医院检查!

接下来,我会讲述有助于实现牙齿和人生"双百岁"的要点。每个人的口腔状况都是不同的,这一点毋庸置疑。拿起本书的你,也许现在正受牙痛折磨而无法悠闲地读完全部内容,也许想要尽快知道自己的症状属于什么情况。因此,我制作了**"各种症状对应的牙齿状态检查表"**。如果你出现了下表中的症状,请根据表中所提示的时间,尽早去医院检查。表中还标出了牙齿相关问题对应的页码,请对照进行确认。

红灯警示

你可能每天都很忙,但如果出现下列症状,请立即前往医院就诊。如果放任不管,病情就会加重。

□ 什么都没吃牙齿也会一跳一跳地疼。
  (重度龋齿)第53、153页
□ 什么都没吃牙龈也会出血。(重度牙周病)第39页
□ 牙齿松动。(重度牙周病)第39页
□ 吃热的食物牙疼。(重度龋齿)第44、53页
□ 一咀嚼牙齿就疼。(重度牙周病或牙齿折裂)第39、177页

黄灯警示

如果出现了下列症状，请在1周内前往医院就诊，越快越好。

☐ 吃冷的食物牙疼。（牙齿感觉过敏症或龋齿）第4、53页

☐ 口臭。（龋齿或牙周病）第114页

☐ 容易塞牙、牙齿有缺损。（龋齿）第44页

☐ 修复体脱落。（嵌体或暂时冠脱落的处理方法）第176页

☐ 张大嘴巴时，下巴有响声。（颞下颌关节紊乱综合征）第19页

☐ 牙龈肿大。（牙周病）第39页

☐ 有正在治疗的牙齿。（对正在治疗的牙齿置之不理）第176页

弱黄灯警示

出现以下症状虽然没有那么紧急，但如果可以，最好在1个月内去医院就诊。

☐ 牙齿缺失。（牙齿修复）第173页

☐ 超过半年没有洗牙。（定期口腔检查）第93页

☐ 刷牙时牙龈会出血。（牙周病）第6、39页

＊以上列举的只是最常见的牙齿疾病，可能会和实际情况有所不同。

| 目录 |

第1章
让牙齿活到100岁！我们该如何延长牙齿寿命？

让牙齿活到100岁！有利于延长牙齿寿命的"健康口腔检查表" ··· 2
☑ 喝冷饮时牙齿会有酸痛感 ································· 4
☑ 习惯用单侧牙齿咀嚼坚硬的食物 ······················· 5
☑ 刷牙时牙龈会出血 ·· 6
☑ 每次刷牙的时间不足3分钟 ································ 8
☑ 刷牙时不用牙膏，或者常年使用同一种牙膏 ······· 9
☑ 不使用使牙线、牙缝刷等牙刷以外的工具 ········ 10
☑ 每周喝碳酸饮料（包括无糖饮料）的次数超过5次 ····· 12
☑ 经常吃零食 ·· 13
☑ 不会每隔3个月或半年，就做1次口腔检查 ········ 14

☑ 反复进行牙齿的局部治疗…………………………… 15
☑ 经常塞牙,感觉牙缝变大…………………………… 16
☑ 对牙齿的整齐度、颜色等外观没有信心,觉得自己的牙齿不好看………………………………………………… 17
☑ 戴口罩时感觉呼出的气体有异味,觉得自己有口臭…… 18
☑ 张大嘴巴时,耳朵周围或下颌会有响声…………… 19
☑ 总感觉下颌很累,有时盯着电脑或手机屏幕的时间会持续1小时以上…………………………………………… 21
☑ 早上起来觉得嘴巴发干,甚至有些呼吸困难………… 23
☑ 不能清晰地发出"aoeiu"等音……………………… 24
☑ 经常呛咳……………………………………………… 28
☑ 服用药片时,会感觉吞咽困难……………………… 29
☑ 睡觉时,出现过呼吸骤停的情况…………………… 30

第2章
关于预防　如何保护牙齿,预防牙齿问题?

了解牙齿的构造………………………………………… 32
经常听说的牙菌斑是什么?…………………………… 34

对牙菌斑放任不管,会有什么样的后果呢?⋯⋯⋯⋯ 36
牙结石是什么?如何去除牙结石?⋯⋯⋯⋯⋯⋯ 38
为什么牙龈有时候会红肿、出血呢?⋯⋯⋯⋯⋯ 39
据说牙周病和其他疾病也有关系,是真的吗?⋯⋯⋯ 41
为什么会长龋齿?⋯⋯⋯⋯⋯⋯⋯⋯⋯⋯⋯⋯ 44
龋齿容易发生在牙齿的哪些部位?⋯⋯⋯⋯⋯⋯ 48
龋齿必须要磨除吗?⋯⋯⋯⋯⋯⋯⋯⋯⋯⋯⋯ 53
什么是酸蚀症?⋯⋯⋯⋯⋯⋯⋯⋯⋯⋯⋯⋯⋯ 56
专栏1 运动员要格外重视牙齿!⋯⋯⋯⋯⋯⋯ 59
专栏2 "口腔癌"是什么?⋯⋯⋯⋯⋯⋯⋯⋯ 61
"牙齿再矿化"是什么?⋯⋯⋯⋯⋯⋯⋯⋯⋯⋯ 63
唾液有哪些功能?⋯⋯⋯⋯⋯⋯⋯⋯⋯⋯⋯⋯ 65
感觉口腔非常干燥,是不是得了什么病呢?⋯⋯⋯ 67
有没有能有效改善口腔干燥的自我护理方法?⋯⋯ 69
什么时候刷牙最好?一天刷几次呢?⋯⋯⋯⋯⋯ 70
专栏3 嚼口香糖有什么作用?⋯⋯⋯⋯⋯⋯⋯ 74
氟化物为什么对牙齿好呢?⋯⋯⋯⋯⋯⋯⋯⋯⋯ 75
牙刷应该多久更换一次?⋯⋯⋯⋯⋯⋯⋯⋯⋯⋯ 77
如何正确刷牙?牙刷的正确使用方法是什么?⋯⋯ 78
专栏4 使用尖头单束牙刷能够预防牙周病⋯⋯ 81
如何正确使用牙线?⋯⋯⋯⋯⋯⋯⋯⋯⋯⋯⋯ 83
如何使用牙缝刷?⋯⋯⋯⋯⋯⋯⋯⋯⋯⋯⋯⋯ 86

电动牙刷好吗？如何使用电动牙刷？ ················ 88
如何选择牙膏？ ······································· 90
专栏5 定期口腔检查项目有哪些？ ················ 93
口腔医生说我晚上睡觉时可能磨牙或咬牙，但我从没听家人说过，自己也没有察觉 ······························ 95
牙齿美白只是让牙齿变白吗？ ······················· 97
家庭美白和医院美白有什么不同？ ·················· 99
成年人矫正牙齿会很困难吗？ ······················· 101
矫正牙齿必须要拔牙吗？ ···························· 104
如果不在意美观度，是不是就不用进行牙齿矫正了呢？ ··· 105
孩子有必要矫正牙齿吗？ ···························· 106
孩子牙齿咬合不齐有什么危害？ ····················· 107
孩子总是不自觉地张嘴呼吸，没关系吗？ ············ 108
什么是窝沟封闭？ ····································· 109
专栏6 建议和孩子一起接受口腔检查 ············· 110
孩子不小心磕掉了乳牙，但马上就要长恒牙了，是不是不处理也可以呢？ ································· 112
明明已经很认真地刷牙了，为什么还是有口臭？ ········ 114
专栏7 需要注意的是牙周病引起的口臭 ············ 116
为什么做外科手术前，需要先检查口腔？ ············ 117
接受口腔治疗时正在服用药物，是否需要告知医生呢？ ··· 119

牙齿和全身的关系 ································· 121

金属过敏·············122

糖尿病·············123

高血压·············124

烟草依赖·············125

认知障碍·············127

反流性食管炎和大肠癌·············128

缺血性心脏病（心绞痛、心肌梗死）·············129

感染性心内膜炎·············130

慢性肾脏病·············131

生产低体重儿、早产与妊娠期龈炎·············132

骨质疏松症·············133

胰腺癌·············134

类风湿关节炎·············135

贝赫切特综合征·············136

丙型病毒性肝炎·············137

第3章
关于治疗 如何呵护治疗过的牙齿？

口腔取膜材料有很多种类，有什么不一样吗？·············140

补牙材料有很多种，该如何选择呢？各种材料有哪些优缺

点呢？ ··· 142
龋齿治好后，就不会再次龋坏了吗？ ············· 145
牙齿修复体（充填体和嵌体等）会老化。这是真的吗？ 147
什么是复合树脂补牙？ ································ 149
龋齿发展到一定阶段后，就需要去除牙髓了。什么是牙髓治疗呢？ ··· 153
听说根管治疗难度比较大，那在治疗过程中要注意些什么？ ··· 157
为什么医生在治疗牙齿时会使用显微镜？ ············ 159
治疗顺利结束了，但还是感觉牙疼，这是为什么呢？ 161
治疗龋齿后，咬合时有异物感，该怎么办呢？ ······ 163

专栏8 牙齿治疗期间的优质饮食 ····················· 165

过渡性义齿有哪些种类？应该选择哪一种？ ········· 168
为了治疗牙周病，医生说需要进行牙周外科治疗。牙周外科治疗是什么？ ································ 170

第4章
关于修复　牙齿缺失后，该如何修复？

明明牙齿不疼，为什么医生建议拔牙？ ············· 174
牙齿治疗期间，暂时不能去医院可以吗？ ············ 176

虽然知道有些情况不得不拔牙，但该如何预防呢？……177
智齿是拔掉好还是保留好？……179
专栏9 拔牙后，牙龈处于什么样的状态？需要注意什么？182
拔牙后该如何处理呢？可以不做任何处理吗？……184
拔牙后该如何填补空缺呢？……186
佩戴可摘义齿后，是不是必须在某种程度上限制饮食呢？189
初次佩戴可摘义齿需要注意哪些问题？该如何摘戴？……193
可摘义齿会龋坏吗？需要每天进行护理吗？……197
可摘义齿的卡环会影响周围的牙齿吗？……201
为什么可摘义齿会变得不合适了呢？……202
拔除智齿后可以安装固定义齿吗？……203
种植义齿后，能不能做磁共振成像（MRI）检查？……205
我正在考虑种植义齿，但有点害怕。什么是种植义齿？206
种植义齿价格昂贵，还需要做手术。它能永久使用吗？209

后记……211

牙齿的名称

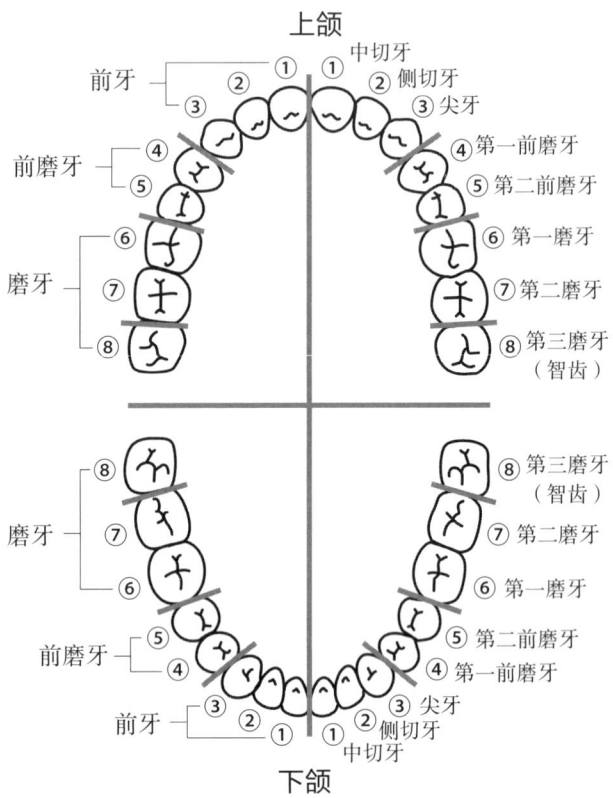

第 1 章

让牙齿活到 100 岁！
我们该如何延长牙齿寿命？

　　如果你现在没有牙痛等牙齿问题，或者没怎么去过口腔医院，就一定要仔细阅读本章。我将介绍实现百岁人生、百岁牙齿需要注意的事情。

　　每节最后都有"让牙齿活到100岁的要点"，里面总结了我最想给大家的建议，请大家参考。

让牙齿活到100岁！
有利于延长牙齿寿命的"健康口腔检查表"

首先，请检查一下自己的牙齿是否出现过下列症状。这些症状虽然不会对日常生活造成很大的困扰，但是想让牙齿活到100岁，就不能忽视它们。

□ 喝冷饮时牙齿会有酸痛感。
□ 习惯用单侧牙齿咀嚼坚硬的食物，或者压根嚼不动硬的食物。
□ 刷牙时牙龈会出血。
□ 每次刷牙的时间不超过3分钟。
□ 不使用牙膏，或者常年使用同一种牙膏。
□ 不使用牙线、牙缝刷等牙刷以外的工具。
□ 每周喝碳酸饮料（包括无糖饮料）的次数超过5次。
□ 经常吃零食。
□ 不会每隔3个月或半年，就做1次口腔检查。
□ 反复进行牙齿的局部治疗。

□ 经常塞牙，感觉牙缝变大。

□ 对牙齿的整齐度、颜色等外观没有信心，觉得自己的牙齿不好看。

□ 戴口罩时感觉呼出的气有异味，觉得自己有口臭。

□ 张大嘴巴时，耳朵周围或下颌会有响声。

□ 总感觉下颌很累，有时盯着电脑或手机屏幕的时间会持续1小时以上。

□ 早上起来觉得嘴巴发干，甚至有些呼吸困难。

□ 不能清晰地发出"aoeiu"等音。

□ 经常呛咳。

□ 服用药片时，会感觉吞咽困难。

□ 睡觉时，出现过呼吸骤停的情况。

如果你的牙齿出现过以上症状，那么要想将牙齿的寿命延长至100岁，可能就需要提高警惕了。不过，只要从现在开始改变生活习惯，就可以解决这些问题。

☑ 喝冷饮时牙齿会有酸痛感

食用冰凉的食物或喝冷饮时,如果牙齿出现酸痛感,那么你可能遇到了牙膏广告中经常提到的"牙敏感"的问题,即"牙本质过敏症"。

牙本质过敏症又称牙齿感觉过敏症,是指由温度刺激(冷或热),或者刷牙接触等引发疼痛的症状。用力地刷牙、磨牙,以及食物、饮料中含有的酸性物质都会让牙齿变得脆弱,但疼痛发生的机制目前还没有完全明确。因此,针对这种症状,应该采用消除疼痛的对症治疗法,而不是从根本上去除病因的对因治疗法。

很多人都会将牙本质过敏症误以为是龋齿。牙本质过敏症的疼痛症状时有时无,具有不定性。尤其是习惯用力咬牙和刷牙的人,疼痛症状往往比较多样。相反,龋齿引起的疼痛症状通常比较一致,并且不会时有时无。

> **! 让牙齿活到100岁的要点**
>
> 牙本质过敏症加重,可能会导致无法刷牙,进而诱发龋齿或牙周病。因此一旦出现症状,建议尽快就医。

☑ 习惯用单侧牙齿咀嚼坚硬的食物

这一习惯可能会带来咬合问题。

总是习惯性地用右侧或左侧的牙齿咀嚼,这叫作"偏侧咀嚼"。大家是否也是这样呢?

咬合是指上下排牙齿的接触状态。咬合关系完全正常的人极少,而咬合不齐又会给全身造成很大的影响,因此大部分人或多或少都有点与咬合相关的身体问题。可以毫不夸张地说,咬合不齐不仅和肩颈酸痛、头痛、听力下降等有关,甚至还可能造成更为严重的疾病。

长期偏侧咀嚼可能导致咬合关系紊乱。如果放任不管,就可能会引起脸部骨骼、肌肉失衡,严重时甚至还可能影响全身。另外,我在第3章中也会提到,反复进行龋齿等局部治疗的人,咬合每次都会以微米(0.001 mm)为单位发生偏移,最终影响全身。

第59页中以运动员为例,介绍了"咬合"的事例。看完后,我想大家应该就能明白咬合是如何影响运动表现的了。

> **! 让牙齿活到100岁的要点**
>
> 请向口腔医生确认自己是否有咬合问题。可以利用精密仪器来测量咬合是否理想。

☑ 刷牙时牙龈会出血

如果每次刷牙都会出血,那么即便不伴随疼痛,也有很大可能患有牙周病。

据统计,日本40岁以上的人群中,有一大半都患有牙周病。牙周病甚至超越了龋齿,登上了拔牙原因的榜首(37.1%)。

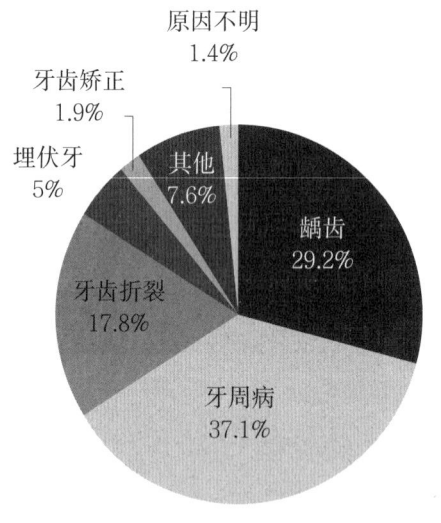

第2次恒牙拔除的原因调查(日本"8020"牙齿保护计划)

如果牙龈持续出血,建议去医院做一下检查。

导致牙周病的罪魁祸首是牙菌斑和牙结石(第34、38页)。牙结石只能去医院去除。去除后,如果不认真刷牙,就会再次形成牙结石。因此,在治疗牙周病的过程中,

"口腔医生的专业护理+自我护理"是不可或缺的。

牙周病不仅会导致牙齿松动、脱落而无法充分咀嚼食物，还和动脉硬化、糖尿病、类风湿关节炎、肾病、骨质疏松症等全身问题息息相关。

在百岁人生时代，要想延长牙齿的寿命，如何预防、治疗牙周病是很重要的课题。各科医生和口腔医生必须携手合作，促成口腔疾病多学科会诊。

关于容易患牙周病的部位、治疗的方法，以及牙周病和全身的关系，我会在第2章进行详细的讲解。有这方面困扰的人可以重点阅读此部分。但是，除了牙周病之外，过度刷牙也可能导致出血。如果你属于这一类人群，那么只要刷牙时温柔一点，症状就会慢慢得到改善。

☑ 每次刷牙的时间不足3分钟

有些人1天只刷1次牙,却完全没有龋齿。而有些人每餐后都会细致地刷牙,却仍然有龋齿。

除了生活习惯之外,龋齿、牙周病等牙齿问题还和遗传有很大的关系。而且,也许你觉得自己好好刷了牙,但实际上有些地方牙刷并没有刷到,或者刷的时间太短了。因此,我建议所有人尽可能保证"**每天至少刷2次牙,每次刷牙的时间不少于5分钟**"。

如果可以,我希望大家每次刷牙的时间都超过5分钟。但对于每天都很忙碌的大家而言,可能很难做到这一点。请至少在睡觉前,也就是每天最后一次刷牙的时候,刷够5分钟。因为在睡眠期间唾液分泌量会减少,口腔内细菌很容易增殖,出现龋齿或患牙周病的风险会大大增加。

正常恒牙的数量是32颗(包含4颗智齿)。有些人的智齿不会长出来,有些人则会拔除。因此,每个人的牙齿数量都不尽相同,为28~32颗。如果每颗牙齿都细致地刷10秒钟,那刷完所有的牙齿就是5分钟左右(280~320秒)。如果在比较难刷的磨牙上再多花点时间,就是**理想的刷牙**了。

☑ 刷牙时不用牙膏，或者常年使用同一种牙膏

大家留意过平时用的牙膏吗？

刷牙是每天都要做的事情，有的人会长期使用同一种牙膏，有的人会稀里糊涂地尝试广告上推销的各种牙膏，更有的人甚至不使用牙膏。

牙膏有防蛀、预防牙周病、美白等类型，每一种都有各自的特点。

近年来，人们比较喜欢使用添加"氟化物"的牙膏。经常有人问我氟和氟化物的区别，其实这两者是不同的物质。氟有剧毒，而氟化物是非常稳定的无害物质。本书会使用氟化物来代替你平时可能听惯了的氟。

氟化物可以有效地预防龋齿，这一点已经得到了科学证实。大部分牙膏中都含有氟化物，购买时一定要注意它的含量。请选择氟化物含量接近国家标准上限的牙膏。

但是，儿童最好不要过度使用含氟化物的牙膏。

> **！ 让牙齿活到100岁的要点**
>
> 根据自己的口腔情况选用合适的牙膏，不仅有利于口腔健康，还能提高每天刷牙的效率。
>
> 不知道该如何选择牙膏时，请参考第90页。

☑ 不使用牙线、牙缝刷等牙刷以外的工具

我在上文提到过,人有28~32颗恒牙。龋齿和牙周病容易在"牙缝"中发展,所以牙缝的护理至关重要。

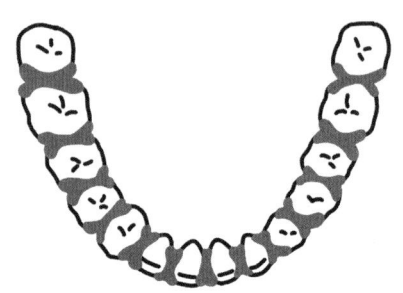

牙缝的护理至关重要

由于牙刷很难刷到牙缝,所以护理牙缝时需要使用牙缝刷或牙线。

牙缝刷和牙线的适用范围不同,请务必向口腔医生咨询。因为每个人的牙缝大小都不同,甚至同一个人的各个牙缝大小也都不同,如果使用方法有误,反而会对牙龈造成伤害。

我经常听到使用牙线或牙缝刷的人反映"使用起来太困难了"。因此,在这里我要推荐可以通过电动喷水清洗牙缝的洁牙器,俗称"水牙线"。这种仪器能在不伤害牙龈的前提下,通过水压清除牙缝内的牙菌斑。我曾向一位因为

脑梗后遗症而手抖的患者推荐这款产品，对方非常满意。

除此之外，如果你想要好好地刷磨牙，但因为牙列不齐而刷不到，或者因为清理太费时而产生抵触心理，也建议使用这种仪器。

购买水牙线虽然需要一定的费用，但是可以省去每天手动操作牙线或牙缝刷的时间和麻烦，还没有伤害牙龈的风险。综合这些因素，我认为水牙线还是值得考虑的。

☑ 每周喝碳酸饮料（包括无糖饮料）的次数超过5次

牙齿接触到酸之后，会被侵蚀。龋齿就是致龋菌产生的酸侵蚀牙齿形成的。由酸性环境引起的牙齿侵蚀叫作"**酸蚀症**"，被酸蚀的牙齿叫作"**酸蚀牙**"。

近年来，强碳酸饮料和能量饮料随处可见。除此之外，具有保健和减肥功效的果醋饮料也很受欢迎。平时经常喝这些饮料的人需要格外警惕酸蚀症。

致龋菌一般在牙齿窝沟或牙缝等容易堆积污垢的地方侵蚀牙齿，所以它的侵蚀范围是有限的。但是，导致酸蚀牙的罪魁祸首是酸性食物、饮料等，它们会对整个口腔造成伤害。请检查一下自己平时是否会频繁地让牙齿处于酸性环境中。

> **! 让牙齿活到100岁的要点**
>
> 容易造成酸蚀牙的饮料有可乐、橙汁、果醋饮料等。容易造成酸蚀牙的食物有柑橘类水果、醋拌菜等。
>
> 我在第57、58页详细介绍了"常见饮料的酸碱度表"以及食用酸性食物后的对策。

☑ 经常吃零食

当你感到压力大、嘴馋、肚子饿的时候，是否会不自觉地将手伸向零食呢？虽然放松心情很重要，但为了牙齿的健康着想，还是要稍微注意一下吃零食的方式。

其中，尤其需要注意的是**不要持续进食**。持续进食，就相当于持续不断地给口腔中的细菌喂食。口腔内的细菌一旦增殖，就容易形成牙菌斑，增加龋齿和牙周病的发病风险。

要想保持牙齿健康，就必须尽可能缩短食物在口腔中停留的时间。除此之外，吃什么也很重要。请尽可能选择含糖量少的食物或难以残留在口中的食物。

薯片、饼干、甜甜圈等黏性高的淀粉类食物容易残留在口中，成为致龋菌绝佳的食物，因此，请尽量避免食用这类食物。如果可以，最好每次吃完零食后都及时刷牙，这样更令人放心。

❗ 让牙齿活到100岁的要点

做饮食记录有助于改掉吃零食的习惯。将饮食的内容和次数记录下来，有助于增强牙齿保健意识。

☑ 不会每隔3个月或半年，就做1次口腔检查

在预防龋齿方面，我们需要重视以下3点。

> ①刷牙。
> ②少吃甜食。
> ③定期检查。

去医院定期检查牙齿的最佳频率是3个月1次。为什么是这个频率呢？因为从治疗、护理完牙齿开始，到牙菌斑、牙结石再次形成，导致龋齿、牙周病的发病风险增加，平均需要3个月的时间。

但是，我在前文也提到过，有的人即便1天只刷1次牙，也不长龋齿。而有的人无论多么细致地护理，也会长龋齿。同理，定期检查的周期也存在个体差异。容易长龋齿、牙周病正在往重度发展、患有全身性疾病的人，应该更加频繁地去做检查和护理。

为了自己的口腔健康，请向医生咨询适合自己的检查频率吧。

☑ 反复进行牙齿的局部治疗

很多人都是牙疼之后才去医院。如今，我们更提倡在牙疼之前就定期去医院检查，"口腔预防科"也逐步普及。

但是，在口腔问题的治疗方面，现在仍然以"对症疗法"为主。比如左上方磨牙发生龋坏（即长龋齿）的患者，来到医院后只会治疗出现问题的牙齿。很少会有人进行"整体治疗"，即在治疗时考虑整体咬合关系，对左下方磨牙也进行调整，或者为了解决根本原因，对口腔内部进行整体的治疗。

牙齿出现问题时，采取规范、合理的"对症治疗"可以改善甚至恢复牙齿功能，但若同一牙齿因继发龋、反复发炎等而反复接受治疗，那么最终会导致牙齿强度下降，牙体结构削弱。而采取"整体治疗"方式，医生能对患者的口腔进行全面的检查与评估，从而提供更加合理、科学、人性化的治疗方案。

> **！ 让牙齿活到100岁的要点**
>
> 平时注重口腔护理，并定期检查，做到"早发现、早治疗"才是保持牙齿健康的最佳方法。

☑ 经常塞牙,感觉牙缝变大

以前不觉得,但如果最近总是出现塞牙的情况,就可能是由龋齿、牙周病、修复体老化等导致牙缝变大引起的。

牙缝处有时候会在不知不觉间形成很大的龋坏。这种龋齿难以被发现,因为牙缝中塞满食物后,冰水或其他刺激物很难接触到龋齿。

除了龋齿、牙周病,牙齿不整齐也是造成塞牙的一个原因。牙齿不管多么健康结实,都会因为每天的咬合而一点一点发生偏移。牙齿健康的人尚且如此,牙齿缺失或接受过牙齿矫正的人就更不用说了。

牙周病也是我们难以察觉的牙齿疾病。牙周病初期并不会出现疼痛、肿胀等自觉症状,但任其发展,却有可能导致牙齿松动、脱落,甚至造成动脉硬化、认知障碍等重大疾病。因此,它也被称为"沉默的杀手"。

> **! 让牙齿活到100岁的要点**
>
> 食物塞牙不仅是口腔问题造成的,还可能是身体其他部位有异样的信号,不要放任不管,请尽快咨询口腔医生。

☑ 对牙齿的整齐度、颜色等外观没有信心，觉得自己的牙齿不好看

对自己牙齿的整齐度、外观没有信心，恰好证明你非常重视牙齿和口腔健康。只需采取恰当的措施，让自己自信起来即可。

如果你的牙齿不整齐，那么为了美观，同时也为了健康长寿，从中年时期开始矫正也绝不算晚。身处百岁人生时代，调整牙齿的排列和咬合，不仅有助于维持咀嚼能力，还能预防认知障碍。你可能觉得矫正牙齿很麻烦，可能还需要拔牙，费时又费钱。但现在，矫正牙齿的方法多种多样，不妨和口腔医生商量后再决定。

如果你很在意牙齿的颜色，那么可以尝试牙齿美白。牙齿变白后，不仅会显得更年轻，还能让你的心态变得更加积极。

即便是相同的百岁人生，每一天的生活质量也是不同的。为了能够毫无顾虑地享用自己喜欢的食物，快乐地度过每一天，请思考一下现在的你能做些什么来改善牙齿状况吧！

✅ 戴口罩时感觉呼出的气体有异味，觉得自己有口臭

口臭的主要来源是口腔牙菌斑中的细菌分解食物残渣时生成的气体。口臭是无法完全消除的。早上起床时、空腹时、疲劳时、因为紧张而口干舌燥时、女性生理期时，口臭会比较明显。这些叫作"**生理性口臭**"。

另一方面，龋齿、牙周病等口腔疾病，以及糖尿病等全身性疾病也会引起口臭。这类口臭叫作"**病理性口臭**"。

如果你有口臭，请先去口腔科进行检查。生理性口臭和病理性口臭的治疗方法是不同的，有些情况可能还需要多科室联合治疗。

另外，有些人虽然有口臭烦恼，觉得在人前非常尴尬和自卑，但实际上口臭并不明显。这其实是一种心理问题，多见于女性。对于这类人群，解决问题的第一步是去口腔科通过检测数值来了解自己的口臭。

口臭也和不吃早饭、进食时咀嚼不充分等生活习惯密切相关。关于口臭的预防和治疗，我会在第114页进行详细的讲解。

☑ 张大嘴巴时,耳朵周围或下颌会有响声

这种情况可能是颞下颌关节紊乱综合征的表现。

颞下颌关节紊乱综合征主要表现为张嘴时颞下颌关节(位于耳朵前的关节)疼痛、无法张大嘴巴、张嘴时发出响声等。据说50%的人都有此类情况,所以我想很多人应该都能感同身受吧。

如果只是有响声,就不必过分担心。但如果伴随疼痛,就需要去看口腔医生了。

颞下颌关节紊乱综合征的主要形成原因如下。

☐ 经常偏侧咀嚼。

☐ 经常单侧托腮。

☐ 经常只用单侧拿重物。

☐ 睡觉时总是朝同一个方向睡。

☐ 经常磨牙、咬牙。

颞下颌关节紊乱综合征很多时候是由**磨牙**、**咬牙**引起的,并对下列部位产生影响。

---

①牙齿。

②支撑牙齿的骨骼。

③支撑骨骼的颞下颌关节。

牙齿受到伤害，会疼痛、产生裂缝，甚至断裂。骨骼受到伤害，会造成牙齿松动。颞下颌关节受到伤害，下颌会感到疼痛，或发出响声。

随着颞下颌关节紊乱综合征的进一步发展，下颌会难以张开或无法闭合。另外，不再发出响声并不意味着痊愈，因此，如果你有上一页列出来的情况，请一定要重视并积极治疗。

☑ 总感觉下颌很累,有时盯着电脑或手机屏幕的时间会持续1小时以上

现代人不管是工作的时候,还是娱乐的时候,几乎都离不开电脑、手机等电子产品,很容易出现标题所示的状态或行为,还会无意识地磨牙、咬牙,给牙齿施加压力。

咬牙是指上下排牙齿相互接触、用力咬合的状态。磨牙是指牙齿承受一定强度咬合力的同时互相摩擦的状态。

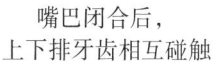

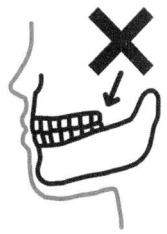 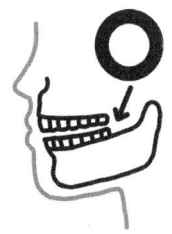

嘴巴闭合后,　　　　　　嘴巴闭合后,
上下排牙齿相互碰触　　上下排牙齿之间保持1~2 mm的距离

一般来说,人在完全放松的状态下,上下排牙齿是不接触的。但是在精神集中或紧张的状态下,人会无意识地咬牙或磨牙。当你在看电脑或手机时,是否觉得时间过得飞快呢?这也是全神贯注,一直处于精神集中状态的证据。

咬合的力度无论是强还是弱，从上下排牙齿相互碰触的那一刻起，就已经给牙齿造成了负担。如果这种状态持续下去，可能会导致牙齿磨损、移位，还会引起牙本质过敏症、牙周病恶化、颞下颌关节紊乱综合征、头痛等各种症状。

关于如何改善磨牙等问题，我会在第2章进行详细的讲解。

☑ 早上起来觉得嘴巴发干，甚至有些呼吸困难

在睡眠期间，很多人都会用嘴巴呼吸，导致口腔干燥，唾液量减少。

唾液具有以下作用。

- 润滑作用——保护牙龈、舌头等的黏膜。
- 消化作用——将食物中的淀粉转化为糖。
- 抗菌作用——保护牙齿，预防龋齿和牙周病。
- 清洗作用——冲洗食物残渣等。
- 中和作用——维持口腔内的酸碱度，预防牙齿酸蚀症。
- 聚集作用——使细菌聚集到一起。

用嘴巴呼吸可能会导致病毒直接侵入体内、氧气吸入量减少、睡眠呼吸暂停综合征[1]等。因此，不仅是睡眠期间，任何时候都要有意识地用鼻子呼吸。因为用鼻子呼吸可以防止口腔干燥，预防龋齿、牙周病和口臭。不仅如此，鼻腔内有黏膜，可分泌有抵抗细菌和病毒作用的黏液，有助于维持全身的健康。关于呼吸法和唾液的作用，我会在第2章进行讲解。

---

1 一种睡眠过程中由多种原因引起上气道部分或完全塌陷，出现呼吸暂停和低通气现象的疾病。医学专业术语为"阻塞性睡眠呼吸暂停低通气综合征"。

☑ 不能清晰地发出"aoeiu"等音

大家听说过"口腔衰弱"这个说法吗?

发音变得不清晰,也就是所谓的口齿不清,可能就是口腔衰弱造成的。

所谓口腔衰弱,就是口周肌肉衰退,给日常生活造成不便,甚至危及生命的状态。

预防口腔衰弱如今受到了高度重视。具体来讲,就是在进行口腔治疗时,不再只针对单颗牙齿,而是综合咬合、咀嚼、发音、吞咽等各项运动机能,给出治疗方案(**身体问题**)。

当一个人变得口齿不清时,他就会对说话失去信心。渐渐地,他就会不愿意和他人交流,减少外出的次数(**社会问题**)。久而久之,他会陷入情绪低落的状态,甚至认知功能下降(**精神、心理问题**)。

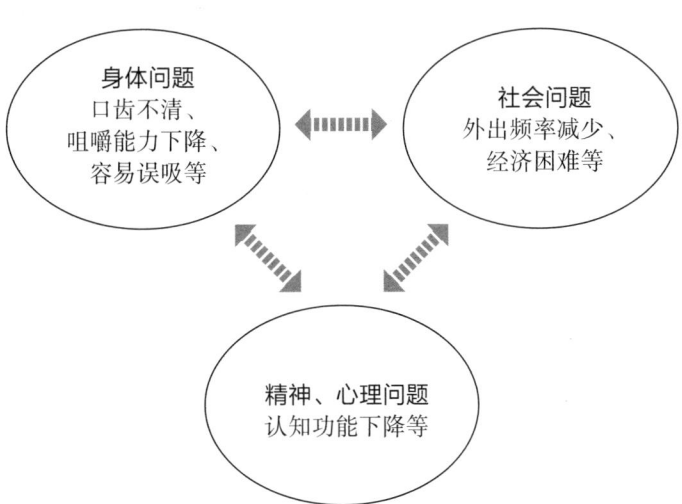

随着年龄的增长，人的肌肉会不断地衰退，这是不可避免的事情。口齿逐渐不清是舌头、口腔周围的肌肉群功能衰退导致的。因此，要想在百岁人生时代将口腔的寿命延长至100岁，就需要锻炼口周的肌肉。

可以通过"口部训练操"（第27页）来锻炼口腔周围的肌肉。除此之外，按摩口腔周围、唱歌等都能有效地锻炼口腔周围的肌肉群。

口腔衰弱自检表

如果你有下列症状,就要留意是否出现口腔衰弱。建议尽快咨询口腔医生,并提高自我护理的意识。

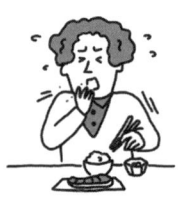 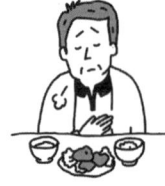 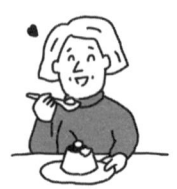

□经常呛到,吃　　□没有食欲,只　　□只吃柔软的
　饭总是漏饭　　　　能吃一点点　　　　食物

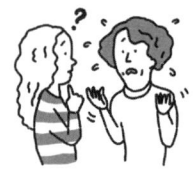 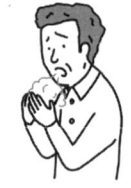 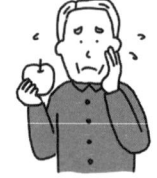

□口齿不清,舌　　□口干舌燥,有　　□牙齿稀疏,
　头不灵活　　　　　口臭　　　　　　　咬合力度弱

锻炼口周肌肉的"口部训练操"

锻炼口周肌肉比较有效的方法是做"口部训练操"。你可能已经通过口腔医生、书本,或网络了解过它,但我还是要重新介绍一遍。

"口部训练操"具有以下功效:①激活舌头肌肉;②促进唾液分泌;③激活口周肌肉,改善脸部松弛和皱纹;④改善口呼吸问题。它的练习方法也非常简单。

口部训练操

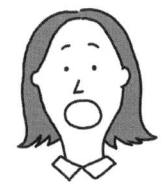 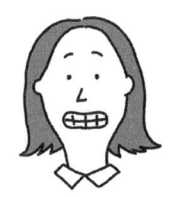

将嘴巴张大，做出"啊"的口型　　将嘴巴向左右两边咧开，做出"咦"的口型

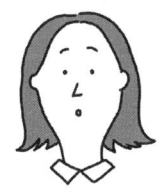 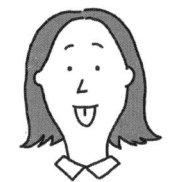

向前噘嘴，做出"呜"的口型　　像做鬼脸一样将舌头伸出来

练习时，可以发出声音，也可以不发声音，只动嘴。以这4个动作为1组，每餐后练习10组。洗澡时再练习1组，效果更佳。

不建议一下子做很多组。刚开始时，可以少做几组，之后再逐步增加。另外，做这套动作需要张大嘴巴，患有颞下颌关节紊乱综合征的人，或活动嘴巴时感觉疼痛的人，请量力而行，不要逞强。

☑ 经常呛咳

用餐时"呛咳"是口腔衰弱的症状之一。"呛咳"原本是人体为了将侵入气管的异物排出去而启动的正常防御反应。

呛咳频率增加,口腔衰弱进一步恶化后,人体就不会再启动"呛咳"这种防御反应。此时,食物将直接进入气管,引起"**误吸**"。大家应该都听说过吸入性肺炎吧?它是食物或唾液误入肺部引发的炎症。由此可见,肺部的健康状态和口腔功能有着密不可分的关系。

> **! 让牙齿活到100岁的要点**
>
> 口腔功能衰退不仅容易引发吸入性肺炎,还有可能造成认知障碍。因此,必须重视口腔衰弱。请咨询口腔医生,接受口腔功能检查和饮食指导。

☑ 服用药片时，会感觉吞咽困难

这也是口腔衰弱的症状之一。

遇到这种情况，一般的处理方式是将药片溶化后服用，或换成其他形态的药物。但是更应该考虑的，是其背后的原因——口腔功能衰退。

口腔功能中，**咀嚼**（吃）、**吞咽**（下咽）、**发音**（说话）这3种功能尤为重要。其中，吞咽能力的下降会增加吸入性肺炎的发病风险。

吞咽能力下降主要表现为唾液少、吞咽障碍等。唾液少的人可以尝试第69页的唾液腺按摩或第27页的"口部训练操"。有吞咽障碍的人可以通过改变吞咽姿势，调整进食速度与进食量来缓解症状。

☑ 睡觉时，出现过呼吸骤停的情况

在睡眠期间出现呼吸或鼾声突然停止的情况，可能是睡眠呼吸暂停综合征的表现。如果出现"醒来时依旧感到疲惫""白天特别困、头痛"等自觉症状，就需要注意了。

睡眠呼吸暂停综合征可能会引发高血压、心绞痛、心肌梗死、慢性心力衰竭、心律不齐、脑卒中、糖尿病、红细胞增多症、阳痿等各种病症。

睡眠期间，如果出现1小时内呼吸停止10秒左右，而且这种情况超过5次，就一定要引起重视了。睡觉时一般不会有人在旁边观察，所以可以使用手机录音，也可以在睡前设置好摄像头，将睡觉时的自己录下来进行确认。

如果出现睡眠呼吸暂停综合征，可以前往医院的耳鼻喉科、呼吸内科、神经内科就诊，请医生做出专业诊断。如果情况严重，还需要通过持续气道正压通气（CPAP）、牙垫等进行治疗。

第 2 章

关于预防
如何保护牙齿，
预防牙齿问题？

本章将介绍"让牙齿活到100岁"需要了解的相关预防知识。

我会通过问答的形式，介绍有关牙齿的构造、龋齿、牙周病等大家关心的问题。

了解牙齿的构造

牙齿由牙釉质、牙本质和牙髓等部分构成,通过牙周膜与颌骨连接在一起。

覆盖在牙齿表面的**牙釉质**是人体最坚硬的组织。据说如果牙齿健康的话,其硬度堪比水晶。另外,牙釉质中没有神经和血管,所以即便出现龋坏,也不会感到疼痛。

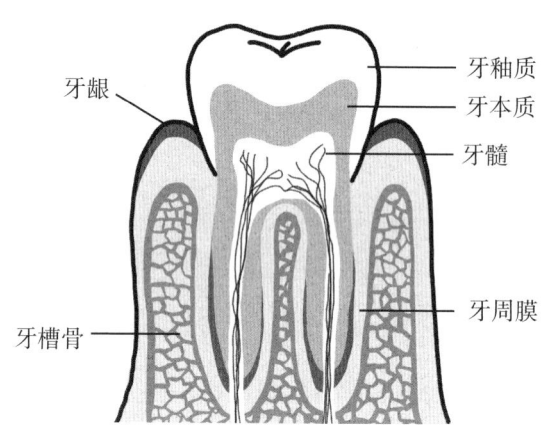

牙本质位于牙釉质的内侧。与牙釉质相比,牙本质比较软,具有一定的弹性,且易溶于酸。因此,一旦龋坏到

达牙本质，情况会快速恶化，开始出现喝冰水或吃甜品时牙齿酸痛的症状。

牙髓位于牙本质的内侧，内含神经和血管。当龋坏到达牙髓时，会有强烈的痛感。此时，如果放任不管，牙髓就会完全坏死，牙齿通常也不会再感到疼痛。但是，这并不意味着龋齿消失了。

牙周组织是支撑牙齿的重要结构。牙周组织包括牙龈、支撑牙根的牙槽骨及将牙齿和牙槽骨连在一起的牙周膜。

轻度龋齿时，只是没有神经和血管的牙釉质受到侵蚀，人几乎不会感觉到疼痛。因此，必须养成定期检查口腔的习惯，在龋齿变得严重之前，及时预防。

大家平时可能不会考虑牙齿的构造。但是了解这些知识可以帮助我们更好地理解口腔医生的治疗方式，从而没有疑虑地接受治疗。

牙菌斑

经常听说的牙菌斑是什么？
牙菌斑是各种细菌的集合体，是造成龋齿和牙周病的罪魁祸首。

牙菌斑是黏稠的细菌集合体，也叫作"牙垢"。一直困扰我们的龋齿和牙周病其实就是牙菌斑造成的。

为了让大家对牙菌斑有更加深刻的认识，我经常用"细菌的公寓"来形象地描述它。对于细菌而言，牙菌斑是一个非常舒适的住所，能保护它们免受漱口水等的伤害。一般认为，在餐后8小时左右，细菌就会覆盖于牙齿表面，形成牙菌斑。一天不刷牙，总感觉牙齿表面黏糊糊的，就是因为牙齿表面覆盖着一层牙菌斑。

随着时间的推移，白色的牙菌斑会逐渐变成浅黄色，面积也会扩大。

容易长牙菌斑的地方有牙缝、牙齿和牙龈的交界处、磨牙的咬合面、缺失牙齿的周围、牙齿重叠的部位等。

5个容易形成牙菌斑(牙垢)的地方

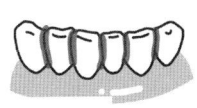

牙缝

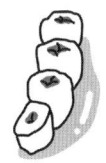

磨牙咬合面

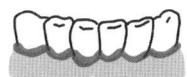

牙齿与牙龈的交界处

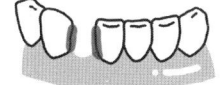

缺失牙齿的周围

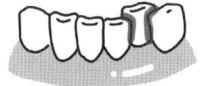

牙齿重叠的部位

随着时间的推移,牙菌斑中的细菌会不断增殖。据说每1 mg牙菌斑中含有大约1亿个细菌。其细菌量和大肠、肛门周围的细菌量差不多。而且,牙菌斑中含有大约300种细菌,其中一些细菌还会生成硫化氢、甲硫醇等恶臭气体(详情请参考第114页),这也是造成口臭的主要原因。

另外,牙菌斑具有较强的黏性,且不溶于水。因此,光靠漱口是无法去除牙菌斑的。也就是说,预防龋齿和牙周病没有捷径,只能依靠每天不厌其烦地刷牙。

> **！ 让牙齿活到100岁的要点**
>
> 请先检查容易形成牙菌斑的地方。注意,只用牙刷刷牙的话,有些地方可能会顾及不到。建议使用牙缝刷或牙线等工具,每天至少进行1次"牙齿大扫除"。

牙菌斑

对牙菌斑放任不管，会有什么样的后果呢？
牙菌斑会产生毒素，伤害牙齿和牙龈。

我在前文介绍过，牙菌斑不单单是污垢，还是"细菌的公寓"。

牙菌斑中的细菌会生成酸和毒素，从而损害牙齿和牙龈。酸会侵蚀牙齿，形成龋齿。毒素则会引发牙龈炎症，形成牙周病。

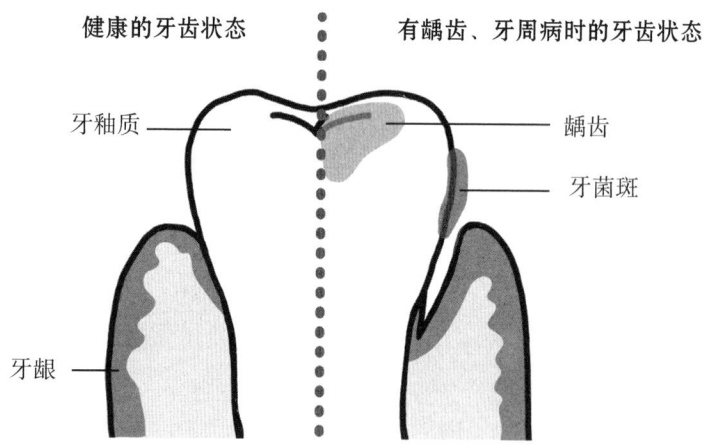

牙菌斑是细菌的主要栖息地。为了不让它附着在牙齿上，请养成每天刷牙的习惯。这是在家就可以做的简单护理。

刷牙时，需要注意以下4点。

> ①刷牙的次数。
>
> ②刷牙的时间。
>
> ③是否刷到了目标部位。
>
> ④是否使用了辅助工具。

关于正确的刷牙方法，我会在第78页进行详细的讲解。请一定要在生活中认真实践。

另外，牙刷只能去除牙齿上60%的牙菌斑。无论刷得多么细致，牙刷够不到的地方还是会残留牙菌斑。此时，牙线和牙缝刷就有用武之地了。它们能有效去除牙刷清理不干净之处的牙菌斑。使用方法请参考第83页、第86页。

肉眼难以察觉牙菌斑。如果你想确认牙齿上是否残留有牙菌斑，或自己刷牙时是否有疏漏，推荐使用牙菌斑显示剂进行检测。这是一种可以显示牙菌斑的工具，能够在有牙菌斑的牙齿表面着色，口腔医生经常使用。

牙结石

牙结石是什么？如何去除牙结石？
牙结石是牙菌斑矿化后的产物，会引发牙周病。

随着时间的推移，牙菌斑中的细菌会和唾液中的钙相结合，矿化后形成牙结石。

牙结石表面比较粗糙，无论用牙刷刷得多干净，牙菌斑还是会很快黏附上来。附着在牙结石周围的牙菌斑会造成牙龈炎症，甚至导致牙周病。另外，牙结石自身也可能会破坏牙龈组织。所以为了牙齿和牙龈的健康，必须去除牙结石。

! 让牙齿活到100岁的要点

牙结石一旦形成，牙刷就拿它没办法了，只能通过口腔医生的专业设备将其去除。

对于非口腔专业人士来说，想要判断自己是否有牙结石比较困难，建议定期去医院检查。

为什么牙龈有时候会红肿、出血呢?
就算不疼,也有可能是牙周病。

每当刷牙或食物塞牙时,牙龈就容易出血,这说明牙龈有炎症。这就是**牙周病**,即发生在**牙齿周围组织**,或仅累及牙龈,或波及深层牙周组织的疾病。其症状时有时无,取决于患者的身体状况。过度劳累或免疫力下降时,症状尤为明显。

牙周病和龋齿一样,也是分阶段发展的,具体发展进程如下图所示。

牙周病的发展

| 牙垢堆积 | 龈沟加深 | 牙周膜被破坏,炎症进一步发展 | 牙槽骨遭到破坏 |

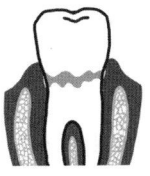 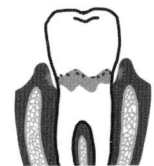 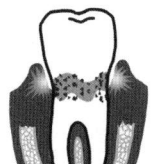 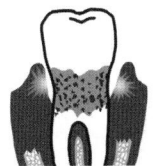

| 牙龈炎 | 轻度牙周炎 | 中度牙周炎 | 重度牙周炎 |

无自觉症状 → 出血、流脓 → 牙齿松动

牙龈炎就是其字面意思,指只有牙龈发生炎症的状态。这个阶段几乎没有自觉症状。及时治疗的话,炎症消除即可痊愈。

随着炎症的发展,龈沟加深,牙菌斑进一步堆积，原本只存在于牙龈的炎症蔓延至深层牙周组织。这个阶段属于**轻度牙周炎**。

继续发展下去的话，大概率会出现刷牙时牙龈出血、牙齿酸痛的症状。这个阶段属于**中度牙周炎**。此时，牙龈化脓，口臭也会加重。但是，人体基本没有疼痛感，只会有"出了一点血"的不适感。

发展到**重度牙周炎**后，细菌会不断往牙根的方向侵入，损害支撑牙齿的骨头——牙槽骨。到了这个阶段，有些人会因为"咬东西时牙齿疼"或"牙龈异常肿胀"等症状去就诊。但遗憾的是，此时牙周病已经很难痊愈了，很多时候必须要拔牙。

因此，请在初期，也就是牙龈炎的阶段，及时去除罪魁祸首——牙菌斑和牙结石，并进行细致的刷牙。

近年来，关于牙周病造成其他身体疾病的研究取得了很大的进展。关于这一点，我会在下一节进行讲解。

除此之外，**牙根裂**（牙齿根部受损或破裂）、**根尖周病**（发生在牙根根尖周围组织的炎症）也会造成牙龈肿胀及出血。有些情况必须马上进行治疗，因此，一旦出现牙龈肿胀，请立即去医院就诊。

> **!** 让牙齿活到100岁的要点
>
> 牙周病是成年人拔牙的首要原因。牙周病主要是由牙菌斑造成的，发展到重度牙周炎之前，几乎没有症状，因此等到发现时，往往为时已晚。请牢记定期去医院检查，早发现、早治疗。

据说牙周病和其他疾病也有关系，是真的吗？
是的，牙周病甚至还可能导致重大疾病。

牙周病不仅是口腔疾病，还可能危害全身健康，非常可怕。下列情况已被证实和牙周病密切相关。

---
①脑梗死、心肌梗死。

②糖尿病。

③吸入性肺炎。

④早产。

---

①脑梗死、心肌梗死

脑梗死是脑血管堵塞引起的，心肌梗死是心血管堵塞引起的，两者都是危及生命的疾病。

近年来，这些疾病均被证实和牙周病密切相关。牙周病的致病菌可以从发炎的牙龈侵入体内，并随着血液扩散至全身。

牙周病的致病菌侵入血管内壁后，会导致白细胞增多。白细胞死亡后，尸骸会聚积成团，黏附在血管壁上，引起动脉硬化，阻碍血液流通。有时脱落的斑块还会堵塞血管，进而引发脑梗死、心肌梗死。

有研究表明，牙周病患者脑梗死的概率是非牙周病患者的2.8倍。因此，高血压、胆固醇和甘油三酯值高的人，要想降低脑梗死的发病风险，请一定要做好牙周病的预防和治疗。

②糖尿病

糖尿病和牙周病会相互影响。牙周病得到改善后，人体控制血糖的能力就会提升，最终糖尿病也能得到改善。

胰岛素是胰岛内的胰岛B细胞分泌的一种激素。当它分泌不足时，血糖值就会升高，最终导致糖尿病。

牙周病如果恶化，牙龈的炎症就会扩大，导致炎症的物质就会侵入体内。这种物质会导致胰岛功能减弱，从而使糖尿病恶化。

③吸入性肺炎

吸入性肺炎多见于老年人。随着口腔、喉咙肌肉的衰退，老年人的吞咽能力也会减弱，导致原本应该通过食管进入胃部的食物从气管进入了肺部，进而引发吸入性肺炎。

有报告称，越是因为牙周病等因素导致口腔内细菌多的人，当食物误入肺部的时候，就越容易患吸入性肺炎。还有报告显示，平日里注重口腔护理，总是保持口腔干净的老年人，肺炎的发病率、发热率和死亡率都比较低。

④早产

牙周病带来的炎症因子会导致子宫收缩,从而引起早产。但是,还有很多相关机制尚不明了,需要进一步研究。

妊娠期的女性会因为激素水平的变化、孕吐等原因,变得无法刷牙,或连续不断地进食。这使得她们在这个时期更容易患上牙周病。

为了阻止牙周病恶化,请时刻谨记保持口腔卫生的重要性。

为什么会长龋齿？

因为牙菌斑中的致龋菌会产生酸性物质，侵蚀牙齿。

你知道口腔中有多少细菌吗？

认真刷牙的人口腔中有1000亿~2000亿个细菌，不认真刷牙的人有4000亿~6000亿个，而基本不刷牙的人口腔中的细菌则超过了1万亿个。

一般来说，新生儿的口腔中是没有细菌的，后来主要是父母等看护人在把食物嚼碎后喂给孩子的过程中，将致龋菌传给了孩子。如今，不少家长也意识到了致龋菌会经由唾液传染给孩子的问题，所以改变了喂食方式，因此婴幼儿的龋齿发生率也在不断降低。大多数孩子的乳牙通常会在3岁时完全萌出。只要父母在此之前多加注意，孩子今后长龋齿的概率就会大大降低。可以毫不夸张地说，这是父母给孩子最好的礼物。

引起龋齿的主要致病菌是一种叫作变形链球菌的细菌，它特别喜欢食物、饮料中含有的糖类。它会以糖类为养分，制造出黏性物质，附着在牙齿上，形成牙菌斑。牙菌斑中的细菌则会将糖类分解成酸性物质，侵蚀牙齿表面的牙釉质，从而形成龋齿。变形链球菌一旦侵入口腔内，就很难根除了。

这时，我们能做的有以下几点。

- 减少口腔细菌（变形链球菌）：通过刷牙去除污垢，减少口腔中细菌的数量。
- 合理使用氟化物：利用牙膏或漱口水。
- 增加唾液的量：通过饮食促进唾液分泌；做口腔操。
- 餐后立即刷牙：缩短食物在口腔中停留的时间。
- 改变饮食习惯：避免吃含糖量高的食物。

出现龋齿后，请通过医院的专业治疗与平时的家庭护理，来防止龋齿恶化。

了解"四联因素学说"，预防龋齿

了解了下文即将讲解的"四联因素学说"后，你就会明白龋齿形成的原因，并能采取有效的措施。长龋齿无须过度害怕，以正确的知识为武器，和龋齿战斗吧！

形成龋齿需要同时满足4个条件。这就是公认的"四联因素学说"。

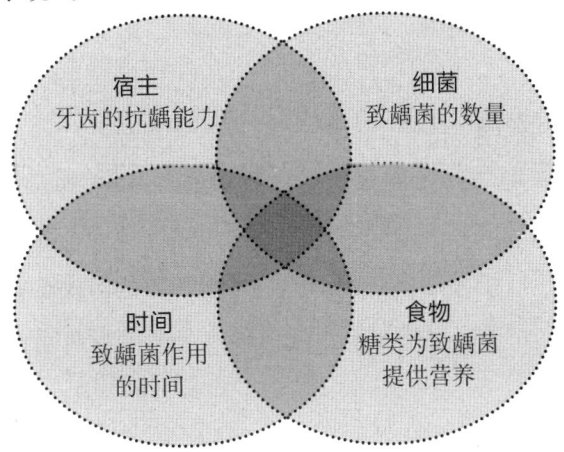

龋齿

下面就来逐个讲解这些因素。

一是**宿主**。

不同的人对龋齿的易感程度不同，这与牙齿的强度、唾液的质和量、牙齿的排列情况等有关。如果将口腔内的环境也包含进来，那么生活环境、服药情况、遗传也会对龋齿的发病率造成影响。

牙齿本身错乱不齐的话，刷牙时就容易出现清洁死角，这种情况更容易导致龋齿。

二是**细菌**。

引起龋齿的细菌主要是变形链球菌。当它达到一定的数量后，就容易诱发龋齿。口腔细菌的数量因人而异，且一直在变。为了尽可能地预防龋齿，每天认真刷牙非常重要。

另外，去除牙菌斑、定期清理牙结石也能在很大程度上减少细菌的数量。

三是**时间**。

餐后刷牙的时间越晚，就越容易形成龋齿。除此之外，频繁地吃零食会让口腔一直处于酸性环境，这也容易导致龋齿。那餐后多久刷牙比较好呢？我的建议是**餐后立即刷牙**。如果这很难实现，就请大家通过餐后咀嚼无糖口香糖来进行口腔护理吧。

四是**食物**。

导致龋齿的变形链球菌会以糖类为食物，生成侵蚀牙齿的酸性物质。但是，我们即便摄取了糖类，也不会那么轻易就形成龋齿。而且，糖类对于我们的身体而言也是不可或缺的营养成分。因此，重要的是不让糖类残留在口腔中。当然，摄取糖类（零食、含糖量高的果汁、碳酸饮料等）的频率越高，形成龋齿的概率就越高。

> **！ 让牙齿活到100岁的要点**
>
> 如何缩小"四联因素学说"中"正中间重叠的部分"，是最为重要的。
>
> 口腔中的细菌无法清零，我们也不可能完全不摄取糖类。因此，请尽量做到以下几点。
>
> ·多利用氟化物，提高牙齿的抗龋能力。
> ·吃完东西后，尽快让口腔恢复中性环境（及时刷牙）。
> ·减少给致龋菌投喂食物的次数（少吃零食）。
> ·控制糖类的摄取。

龋齿

龋齿容易发生在牙齿的哪些部位？
需要注意6个地方。

有些牙齿部位确实很容易龋坏，比如下面6个位置。除了平时刷牙之外，去医院护理时也要有意识地注意这些地方。

下面我将逐一进行讲解。

①不容易积存唾液的部位

关于唾液的作用，我会在第65页进行详细的介绍。唾液具有免疫功能，不仅可以预防龋齿，还能守护全身健康。但是，口腔内有些地方很难得到唾液的保护。

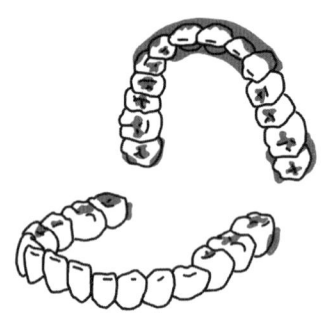

上前牙和磨牙处不容易积存唾液，无法得到唾液的保护

②外露的牙根、牙齿和牙龈的交界处

随着年龄的增长及牙周病的发展，牙龈会逐渐萎缩，使牙根外露，而牙根不耐酸，很容易发生龋坏。

龋齿在牙根上的发展比较快。严重时，牙齿甚至还可能从牙根处断裂。对此，首先自然是要注意预防牙周病。除此之外，还要掌握"牙齿和牙龈交界处的正确刷法——巴氏刷牙法（第80页）"，细致地清洁牙齿与牙龈的交界处。同时，还要避免使用添加研磨剂的牙膏。

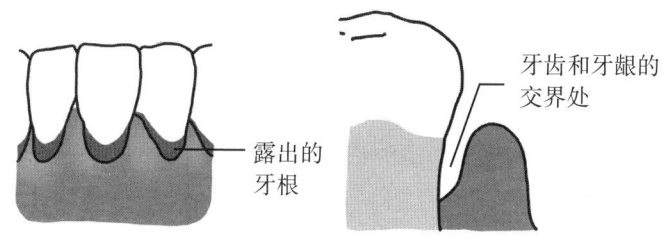

露出的牙根

牙齿和牙龈的交界处

③咬合面

咬合面是指牙齿咀嚼食物的面，即上排牙齿和下排牙齿咬合时的接触面。这也是刷牙的死角部位。窝沟越深，越容易形成龋齿。对此，可以采用窝沟封闭的方法（第109页）。

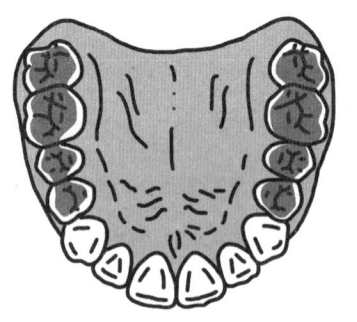

第4~5颗（前磨牙），第6~7颗（磨牙）

④牙缝

牙缝也容易堆积污垢。通过细致地刷牙将食物残渣和牙垢等去除干净，可以破坏致龋菌的栖身之处。但是光靠牙刷的话，有些地方很难清理到。因此，刷完牙后，请再使用牙线或牙缝刷做进一步的清洁（第83页、第86页）。

⑤牙列不齐造成的牙齿交叠部位

牙列不齐是指牙齿排列不整齐的状态。下颌骨发育短小等遗传因素、托腮等不良生活习惯，都有可能导致牙列不齐。牙列不齐不仅会影响咬合，交叠的牙齿还会让刷牙和牙线护理变得困难，从而引发牙周病或龋齿。

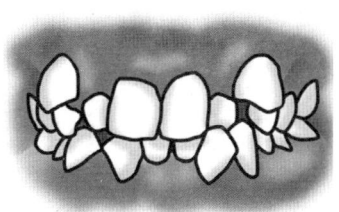

牙列不齐会导致刷牙变得困难，从而导致龋齿

⑥不良修复体

不良修复体是指不符合口腔修复设计原则的义齿，即治疗龋齿时用于充填或覆盖的修复体（嵌体、人造冠等）和牙齿不匹配。

当然，刚开始时肯定是匹配的。以金属义齿为例，因为它比正常牙齿硬，所以在它和正常牙齿的交界处，正常牙齿会渐渐磨损，形成缝隙。牙菌斑就容易黏附在这个缝隙中，让人不知不觉再次患上龋齿或牙周病。不合适的人造冠会让牙刷无法清洁到牙缝和龈沟的深处。

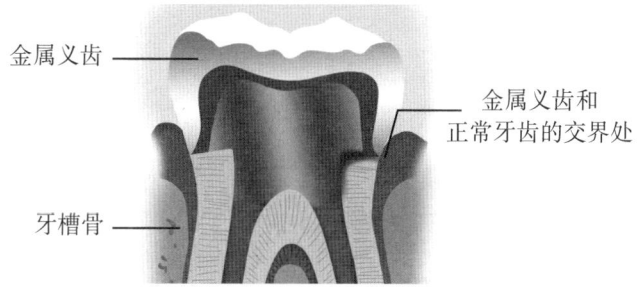

牙菌斑积聚在金属义齿边缘的龈沟内，致使细菌侵入，进一步破坏牙齿结构，形成新的龋齿

为了防止再次形成龋齿，请在治疗后也细致地刷牙，并定期去医院检查。

另外，随着年龄的增长，容易长龋齿的地方也会发生变化。

十几岁时，恒牙刚长出来不久，所以**咬合面**非常容易龋坏。此时，为了预防龋齿，可以进行窝沟封闭，将刚长出来的牙齿的窝沟填平。

到了二十几岁，咬合面的龋坏会减少，**牙缝**的龋坏会增加。

四十岁之后，牙龈开始萎缩。此时，**外露的牙根**会比较容易龋坏。另外，如果牙齿发生移位，那么**牙列不齐的部位**也容易龋坏。

总而言之，不同年龄段的人容易长龋齿的部位也有所不同。

> **！ 让牙齿活到100岁的要点**
>
> 刷牙时，明确需要重点清洁的部位至关重要。请结合第44页"为什么会长龋齿？"的内容，加强自我护理。

龋齿必须要磨除吗?
初期的龋齿,可以不磨除。

龋齿的发展可分为C0、C1、C2、C3、C4这5个阶段(如下图所示)。

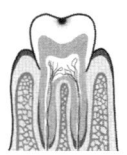
C0
还没完全
形成龋齿

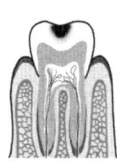
C1
牙釉质
遭到侵蚀

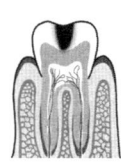
C2
牙本质
遭到侵蚀

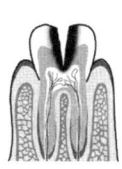
C3
牙髓遭到
侵蚀

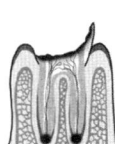
C4
牙根遭到
侵蚀

C0是龋齿的前兆,或疑似龋齿的状态,也被称为"待观察阶段"。这个阶段的牙齿已经发生脱矿(第63页),但尚未形成龋洞,离龋齿初期仅一步之遥。这一时期的主要表现为牙齿表面粗糙、窝沟或凹陷处呈褐色、牙齿表面失去透明感,呈现白色浑浊状。

这个阶段可以给牙齿涂氟(氟化物),促进牙齿再矿化。除此之外,也可以进行窝沟封闭,阻止龋齿的进一步发展。在这种状态下,如果控制得当,就无须治疗。请认真学习正确的刷牙方法,观察其发展情况。

龋齿

　　C1是龋齿初期。在这个阶段，只有牙齿表面的牙釉质受到了侵蚀，并且已经形成小龋洞，但几乎不伴随疼痛感。这一阶段的治疗方法和C0一样，可以使用氟化物，进行窝沟封闭，也可视情况在龋洞内充填一种叫作复合树脂的人工材料。

　　C2是发展到牙本质的龋齿。在这个阶段，龋齿已经侵蚀到了牙齿内部，因为离牙髓近，所以会伴随疼痛感。但是，也有不痛的情况。这时，千万不能因为不痛而掉以轻心。牙本质比牙釉质柔软，龋齿的发展速度会更快。因此，请尽早进行治疗。

　　发展到这个阶段的龋齿一般无法自愈。需要清除龋坏部分，并进行补牙。以前用于补牙的主流材料是合金，但近年来，随着粘接技术的进步，陶瓷材料得到了普及。

　　C3是龋齿发展到牙髓的状态。当牙髓组织发炎时，即便什么都不做，人也会感觉到疼痛，有时甚至半夜会疼醒。这个阶段的龋齿需要先进行根管治疗，去除受损的牙髓，再安装人造冠。

　　C4是牙齿完全缺失、只剩牙根的状态。在这个阶段，因为牙髓已经完全坏死，所以不会感觉到疼痛。如果牙根还能使用，就进行和C3一样的治疗。如果牙根已经无法使用，就不得不拔牙了。此时，可以采用固定义齿、可摘义齿、种植义齿等修复方式。

> **！ 让牙齿活到100岁的要点**
>
> 目前的龋齿是只需要先观察，还是要立即接受治疗？如果治疗，要采取哪种方式？不妨根据牙齿的状态、预算、美观度等，和口腔医生商量后，选择最佳治疗方法。

酸蚀症

什么是酸蚀症？
酸蚀症是指牙齿被食物、饮料中的"酸"侵蚀。

你听说过"酸蚀症"吗？

龋齿是由口腔中的细菌产生的酸性物质引发的，只会出现在牙齿局部，比如清洁死角或容易堆积污垢的地方。

除了龋齿和牙周病，牙齿健康还会受到酸性环境的威胁。酸蚀症是一种主要由食物、饮料中含有的酸引发的疾病。与龋齿相比，酸蚀症的影响范围更大，而且和年龄无关。有数据表明，每4人中就有1人患有酸蚀症。

牙齿表面有一层叫作牙釉质的坚硬组织，它是保护牙齿的"盔甲"，其厚度因人而异，因此有的人容易患酸蚀症，而有的人则不易患此疾病。另外，如果原本有龋齿，那么酸蚀症会加快龋齿的发展。事实上，我们身边的饮料很多都是酸性的。市面上大约73%的饮料，其酸度都超过了牙釉质可以承受的限度。碳酸饮料、运动饮料、营养饮料、橙汁等都容易引发酸蚀症。同理，很多食物也是酸性的，比如柑橘类水果。

为了健康每天都喝黑醋的人，经常摄取酸性食物的人，喜欢在工作、开车、运动时喝酸性饮料的人，都是酸蚀症高风险人群。如果长时间食用酸性食物或喝酸性饮

常见饮料的酸碱度表

下面的这张表显示了常见饮料的酸碱度。我们知道，胃液的pH值在0.9~1.5之间。口腔环境的pH值通常是7.0，当pH值达到5.5时，牙齿表面就会开始溶解。

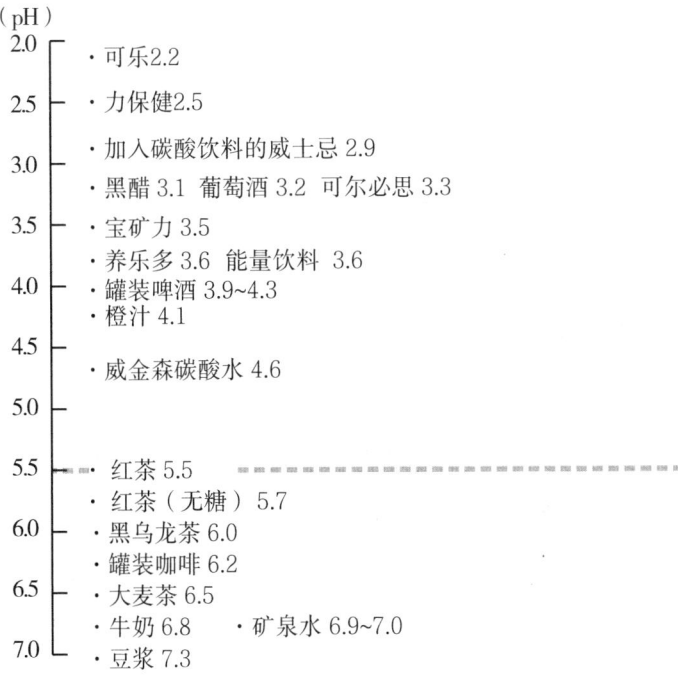

料，就容易让牙齿一直暴露在酸性环境中。

除此之外，经常吃柑橘类水果、醋拌菜的人，也需要注意。

酸蚀症

　　如果一定要食用酸性食物或喝酸性饮料，可以在饮食结束后喝一杯水中和一下口腔环境。另外，食用酸性食物或喝酸性饮料后，牙齿表面受到了酸蚀，建议30分钟之后再刷牙。

> **！让牙齿活到100岁的要点**
>
> 　　酸性食物在我们身边随处可见。有益于身体健康的食物，未必一定有益于牙齿的健康。请督促自己做到以下几点。
>
> ・不要长期食用酸性食物或喝酸性饮料。
>
> ・食用酸性食物或喝酸性饮料后，立即用水或茶漱口（让口腔环境恢复中性）。
>
> ・喝酸性饮料时使用吸管（不让牙齿直接接触酸性饮料）。
>
> ・食用酸性食物或喝酸性饮料后，不要立刻刷牙（不伤害被酸侵蚀的牙釉质）。

专栏 1
运动员要格外重视牙齿！

最近掀起了一股跑步热潮。为了强身健体，适度的运动是非常重要的。但是运动时，人们会不可避免地饮用运动饮料。

"为了防止中暑，必须勤快地补充水分"，所以很多人觉得运动饮料最好一点一点地喝。但是，这会让牙齿持续处于酸性环境之中。

碳酸饮料喝起来非常爽快，所以很多人都喜欢在运动时饮用。

我上学时，也经常咕咚咕咚地大口喝可乐。但是，喝完碳酸饮料后再去运动，牙齿很容易因为咬合力度过大而出现磨损。

另外，运动时，人往往会张嘴呼吸，所以容易口干舌燥。此时，口腔中的唾液量减少，唾液对口腔酸性环境的中和作用也随之减弱。

成为一名口腔医生后，我想告诉大家，如果可以，喝完运动饮料后，一定要再喝一杯水或茶，让口腔恢复中性环境。

除此之外，如果想要在短跑或马拉松比赛中获得好成绩，"身体的轴线"至关重要。然而很多人都不知道，影响身体轴线的竟然是"咬合"。有的运动员知道这一点之后，为了矫正身体轴线的偏移，进行了牙齿矫正。不同的项目，对身体轴线的要求也不同。但不管怎么样，身体轴线发生了偏移，都会对运动成绩产生不小的影响。

如果你也是运动员，想要"再缩短一点时间""再提高一点成绩"，那么改变咬合也许可以帮助你达成目标。

对于需要咬紧牙关的运动项目，我推荐运动员使用牙垫。因为咬合力度太大，也会对牙齿造成不好的影响。

总之，建议运动员要格外重视自己的牙齿，具体护理措施可以咨询口腔医生。

专栏 2
"口腔癌"是什么？

口腔癌是发生在口腔中的癌症。虽然统称为口腔癌，但癌变可能发生在舌头、牙龈、口腔底、上腭、颊黏膜、颌骨、嘴唇等各个部位。其中60%都是发生在舌头上的"舌癌"。舌癌多发于舌头边缘，其次是舌下和舌尖。

以前，口腔癌多发于60岁以上的老年人，且男性多于女性，但近年来，随着生活方式的改变，年轻患者和女性患者也在不断增加。

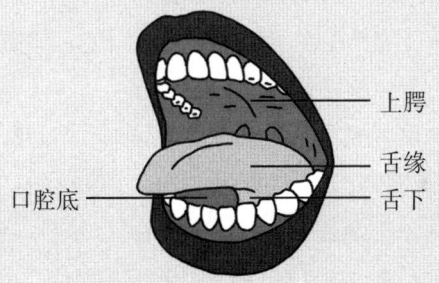

口腔癌初期一般不伴随疼痛，所以难以被察觉。很多人都是在癌症发展到一定阶段后才去医院就诊。早期发现不仅可以减轻患者的负担，还能缩小切除范围。而且，越早发现，预后就越好。

癌症是一种生活方式病，目前还无法确定其产生的原因。一般认为，它与吸烟、饮食习惯、生活习惯、病毒感染、遗传等因素有关。而口腔癌，除了这些因素之外，还需要考虑"**慢性刺激**"。

人造冠、可摘义齿等会刺激舌头、黏膜和牙龈。有些人还有咬唇、咬舌的不良习惯。这些经常受到刺激的部位发生癌变的可能性更高。另外，牙龈炎也是刺激口腔黏膜的一大因素。因此，寻找慢性刺激的源头并将其去除很重要。

不均衡的饮食习惯、维生素摄取不足、饮酒、吸烟等也会让口腔黏膜变得脆弱。另外，因为疏于刷牙而变差的口腔环境也会增加罹患口腔癌的风险。

当细胞增殖发生异常时，会有极小的发生癌变的可能性。但是，癌症其实是有前兆的，即"**癌前病变**"。癌前病变一般会经过5年多的时间，才会发展成癌症。

发现癌前病变或其他异常情况后，必须保持观察，并定期接受口腔检查。

口腔癌的自检方法就是检查舌头下方、脸颊内侧、牙龈、上腭、嘴唇等部位是否有异常。如果发现某部位发红溃烂，或长了白色的疙瘩、硬块，就需要警惕了。如果2周之内没有愈合，请立即去医院就诊。

"牙齿再矿化"是什么？
即让牙齿从脱矿中恢复过来。

你在牙膏或口香糖广告中听到过"**再矿化**"这个词吗？

我们的口腔每天都在反复地"**脱矿**"和"**再矿化**"。

脱矿是指牙齿表面的钙和磷等矿物质流失，导致牙齿组织变得脆弱，再矿化就是让脱矿的牙齿再次矿化，恢复硬度。

致龋菌产生的酸会导致牙齿脱矿，而唾液会通过中和口腔里的酸，阻止钙和磷的溶解，从而修复牙釉质。这些过程都是肉眼看不见的。脱矿和再矿化无时无刻不在发生，维持两者的平衡有助于保持牙齿健康。当酸的量增加，或唾液分泌量减少时，再矿化的速度就会赶不

再矿化的原理

唾液中的钙离子（Ca^{2+}）和磷酸根离子（PO_4^{3-}）重新回到牙齿中，"再矿化"就完成了。

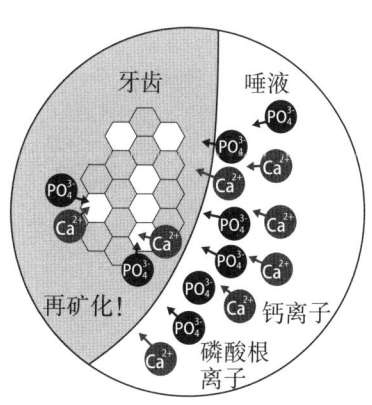

唾液的作用

上脱矿的速度，从而诱发龋齿。

  建议使用含有氟化物的牙膏，因为氟化物有助于强化牙齿，促进再矿化。

唾液有哪些功能？
太多了，很难用一两句话概括。

事实上，愉快的交流、美味的饮食、健康的口腔环境都离不开唾液。关于唾液促进牙齿再矿化的功能，前文已经介绍过了。下面就来具体介绍一下唾液的其他功能吧。

①润滑口腔

唾液可以润滑牙龈和舌头的黏膜，防止它们和脸颊内侧粘连，让口腔保持容易说话的状态。

②辅助进食

唾液可以帮助我们顺利地咀嚼、吞咽食物。

③消化食物

唾液可以分解食物中含有的淀粉，并将其转化为糖，直接参与食物的消化，从而减轻肠胃的负担。顺便一提，感觉米饭是甜的，也是唾液协助味觉的作用。

④抗菌

唾液可以降低口腔内细菌的活性，抑制其增殖。

唾液的作用

⑤清洁口腔

唾液可以清除食物残渣，帮助口腔保持卫生。

⑥让酸性的口腔环境恢复中性

唾液具有让偏酸性的口腔环境恢复中性的作用。

⑦保护口腔

唾液就像一张膜，保护牙齿、牙龈和脸颊内侧免受刺激。

⑧修复组织

刷牙时可能会误伤到牙龈，食用热的食物可能会造成烫伤，而唾液可以促进口腔内伤口的修复。

唾液的分泌量减少后，这些功能也会随之减弱。这可能会导致一些问题，比如，食物容易残留在口腔内，使口腔一直处于酸性环境，从而加快牙釉质的脱矿速度；牙龈和颊黏膜也会变得更加容易受伤。除此之外，**唾液分泌减少还会增加患龋齿、牙周病的风险**。

感觉口腔非常干燥，是不是得了什么病呢？
与口腔干燥有关的因素有很多，比如年龄、生活习惯、疾病等。

人体每天都会分泌1~1.5 L的唾液。但是，随着年龄的增长，唾液的分泌量会不断减少。除了年龄因素外，由压力过大、精神紧张引起的自主神经功能失调、唾液腺疾病、糖尿病、肝脏疾病、药物的副作用等也会造成唾液的分泌量减少。如果是女性，还应考虑闭经导致的雌激素下降。

除此之外，日常的生活习惯也对唾液的分泌有很大的影响。请根据下表检查一下自己的生活习惯。

> □ 喝很多咖啡、茶等。
> 咖啡、茶等富含咖啡因的饮品具有利尿作用。只喝几杯虽然不会造成脱水，但会导致口腔干燥。
> □ 不太喜欢喝水。
> 水分不足会导致唾液分泌量不足。
> □ 张口呼吸。
> 牙齿和牙龈在唾液的作用下，原本是非常湿润的。但张口呼吸容易让它们变得干燥，从而增加龋齿和牙周病的发病风险。另外，口腔干燥时，牙齿表面容易堆积污垢，导致牙齿发黄。

唾液的作用

唾液的作用

> ☐ 进食速度快。
>
> 吃得太着急，或囫囵吞枣般地吃饭，会导致口腔肌肉运动不足，从而影响唾液的分泌量。
>
> ☐ 经常喝酒。
>
> 酒精和咖啡因一样，具有利尿作用。而且，分解体内的酒精需要水，所以经常喝酒的人容易口腔干燥。
>
> ☐ 吸烟。
>
> 尼古丁也具有利尿作用，所以抽烟的人很容易口干舌燥。
>
> ☐ 服用多种药物。
>
> 药物中可能含有对唾液腺造成刺激或抑制的成分。不过，并非所有人服用药物后都有口渴的表现。

以上生活习惯符合得越多，口腔就越容易干燥，长龋齿和患牙周病的概率也越高。另外，进食速度太快，没等食物形成食团就吞咽，还可能会导致误吸。

有没有能有效改善口腔干燥的自我护理方法？
首先，进食时请细嚼慢咽。还可以通过按摩刺激唾液腺。

刺激腮腺、下颌下腺、舌下腺3处可以促进唾液的分泌。

进食时的咀嚼动作可以有效刺激这3个唾液腺，所以吃饭时请一定要细嚼慢咽。除此之外，还有一个简单的按摩唾液腺的方法，具体如下。

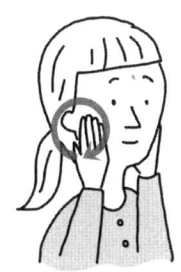

按摩腮腺
将双手大拇指放在耳后，其余4指并拢，紧贴在脸颊上，打圈按摩

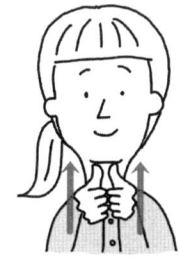

按摩舌下腺、下颌下腺
将双手大拇指并排抵于下颌下方的凹陷处，轻轻地向上推压舌头根部，按摩舌下腺。将双手大拇指放在下颌骨内侧，轻轻向上推压，按摩下颌下腺

3个动作请各做10次。如果可以，请尽量在餐前进行按摩。如果不给予刺激，唾液的分泌量就会不断减少。因此，为了让牙齿活到100岁，请从今天开始实践吧！嚼口香糖也能有效促进唾液的分泌。不过，最好选择无糖口香糖。

刷牙

什么时候刷牙最好？一天刷几次呢？

进食后立即刷牙最好。如果做不到，请参考下文的建议。

人在进食后，口腔内的酸碱度会暂时从中性变为酸性。表示酸碱度的数值叫作pH值。请参考本页和下一页的图表。

图中所示的曲线叫作"斯蒂芬曲线"。它呈现了人在进食后，口腔内pH值的变化。通过这张图我们可以知道，口腔内的pH值一般维持在7，但是进餐后会变得小于7。

当pH值降至5.5时，牙齿表面的牙釉质就会开始溶解、脱矿。通过下图可知，只要两次进食的间隔足够长，唾液就可以让口腔环境恢复中性，并有充足的时间使脱矿的牙釉质再矿化，从而恢复牙齿正常的结构和功能。

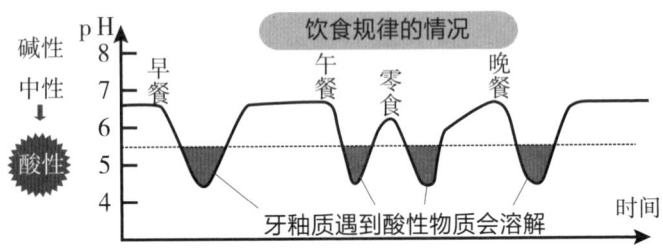

牙齿处于酸性环境的时间越短，牙齿表面溶解的程度越轻微，越不易发生龋齿，因为唾液有足够的时间让牙齿再矿化

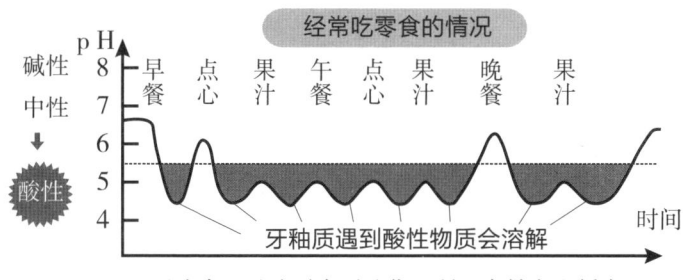

唾液来不及让牙齿再矿化,所以容易发生龋齿

通过上图可知,如果一天之内除了正常的三餐,还频繁地吃零食、喝饮料,牙齿就会一直暴露在酸性环境中,无法进行充分的再矿化。这样的口腔环境非常容易诱发龋齿。

根据进食后牙菌斑pH值的一般变化可知,虽然进食后口腔环境会变为酸性,但很快又会被唾液中和,大约30分钟后,口腔环境会恢复到不易脱矿的中性(黑线)。如果食用了黏性食物(如饼干、薯片和奶糖),唾液完成中和的时间就会变长(虚线)。如果进食后立即刷牙,糖类就不会残留在口腔内,从而抑制细菌生成酸,牙齿表面便会立即开

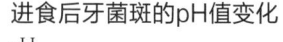

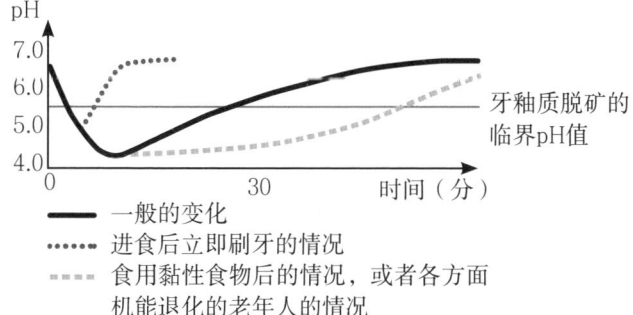

始再矿化。这是最为理想的状态（点线）。

由下图可知，氟化物可以强化牙釉质，减缓脱矿。

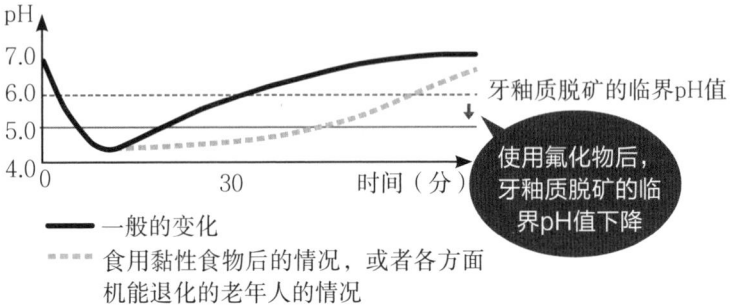

使用氟化物后牙菌斑的pH值变化

通过下面的图我们可以知道，进食后嚼无糖口香糖能够促进唾液的分泌，加快口腔环境的恢复，同时也可以促进牙齿的再矿化。

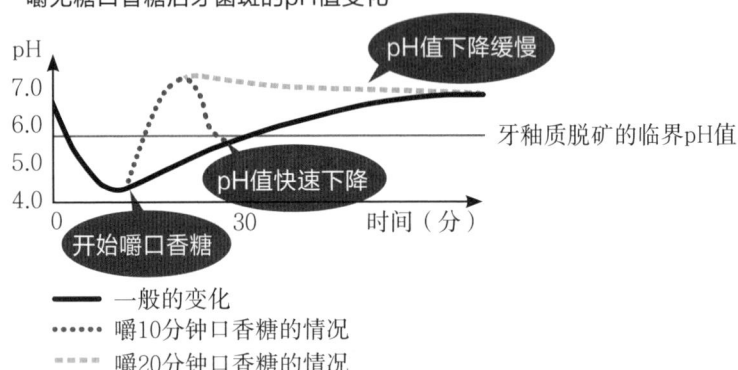

嚼无糖口香糖后牙菌斑的pH值变化

由上文的介绍可以得出以下几点。

- 不要持续不断地吃甜品、零食、点心等。
- 尽可能地少喝碳酸饮料、果汁等酸性饮料。
- 餐后立即刷牙。
- 餐后如果无法立即刷牙,就用清水漱口或嚼无糖口香糖。

餐后立即使用添加氟化物的牙膏刷牙是最理想的。如果餐后无法立即刷牙,可以嚼无糖口香糖,或用含氟化物的漱口水漱口。

让牙齿活到100岁的要点

☆的数量越多代表护牙效果越理想。如果没有时间,就尽力而为,但千万不要什么都不做。

☆☆☆☆☆:进食后立即使用含氟牙膏刷牙,并嚼20分钟无糖口香糖。

☆☆☆☆:进食后立即使用含氟牙膏刷牙,并嚼10分钟无糖口香糖。

☆☆☆:进食后立即使用含氟牙膏刷牙,或嚼无糖口香糖。

☆☆:进食后30分钟内刷牙或用清水漱口。

专栏 3

嚼口香糖有什么作用？

你是否也会因为一些小事而焦虑不安呢？

其实，当压力大或者感到焦虑时，嚼口香糖可有效缓解紧张与焦虑，因为嚼口香糖能够降低血液中压力激素的浓度，让大脑中感知压力的部位活动水平下降。

嚼口香糖还能促进唾液的分泌，从而增加唾液成分之一——免疫球蛋白A的分泌，提高免疫力。嚼口香糖会让副交感神经变得活跃，产生放松效果，进一步激活免疫功能。同时，唾液中的过氧化物酶还能消除体内活性氧。

除此之外，建议大家用餐时细嚼慢咽，最好"每口饭菜咀嚼30下"。因为细嚼慢咽不仅对牙齿好，还能促进"干劲激素"多巴胺和"安神激素"血清素的分泌。如果一直吃软烂的食物，或者进食速度过快，没有充分咀嚼，就容易造成多巴胺和血清素分泌不足，同时也会增加龋齿和牙周疾病的发生风险。所以，如果没有充足时间吃饭的人，或者习惯吃软烂食物的人，不妨尝试嚼一嚼口香糖。我在预防龋齿的章节中也提到过，嚼口香糖有助于增加唾液的分泌量，让口腔环境快速恢复中性。但是，如果口香糖中含有糖，就会适得其反。因此，请选择无糖口香糖。

氟化物为什么对牙齿好呢?
氟化物是强化牙齿不可或缺的物质,可以预防龋齿。

氟化物不仅可以促进牙齿再矿化,还可以与牙釉质中的羟基磷灰石结合,形成更耐酸蚀的氟磷灰石,让牙齿更坚固。因此,养成持续摄入氟化物的习惯,是让牙齿活到100岁的关键。

除了牙膏之外,还有一种有效利用氟化物的方法,那就是使用**含氟漱口水**。

用含氟漱口水漱完口后,不需要再用清水漱口,这样氟化物可以在口腔中停留更久,效果也会更好。但是,氟化物的效果并不是立竿见影的,需要长期使用氟化物,才能真正地强化牙齿。

为了预防儿童龋齿,有的学校每周都会让孩子们用含氟漱口水漱口1次。正常情况下,儿童会在6岁左右开始换牙,在12~13岁时结束换牙。在此期间使用氟化物对口腔健康非常有帮助,因为新生的恒牙比较脆弱,容易形成龋齿。用含氟漱口水漱口有助于增强牙齿的抗龋能力。家里有小孩的读者,不妨参考这种做法。

当然,用含氟漱口水也能有效地预防成人龋齿。随着年龄的增长,牙釉质会逐渐磨损,露出更深层的牙本质,

刷牙

而牙本质比牙釉质柔软，更容易发生龋坏。使用含氟漱口水不仅可以强化牙釉质，还能保护柔软的牙本质。

> ❗ **让牙齿活到100岁的要点**
>
> 虽然使用含氟漱口水或牙膏能够有效预防龋齿，但应注意适量，不要过多使用，否则反而会危害健康。具体用量和使用方法建议咨询口腔医生。

牙刷应该多久更换一次？
牙刷也有使用寿命，尽量1个月换1次。

即便每次刷完牙后都将牙刷清洗干净，牙刷上也还是会滋生很多肉眼不可见的细菌。如果牙刷头上还残留有食物，细菌就会进一步增殖。因此，刷完牙后，请尽可能用清水将附着在牙刷头上的污垢冲洗干净，然后将其放在通风良好的地方充分干燥。切忌刷完牙后立即将牙刷收入专用的盒子中。不过，即便这样，牙刷上还是会有细菌残留。因此，尽量1个月更换1次牙刷。

牙刷使用1个月之后，清洁效率也会开始下降。刷毛散开的牙刷去除牙菌斑的效率只有新牙刷的60%左右。散开的刷毛无法充分接触牙齿，所以就算花费大量的时间，细致地刷了牙，也无法将口腔清理干净，还有可能伤害牙齿和牙龈。

牙刷毛的散开程度和牙菌斑的去除率

62.9%　　　100%

! 让牙齿活到100岁的要点

刷毛就算看起来没有散开，也可能已经失去了弹性，去污能力也减弱。考虑到牙刷的清洁效率，尽量1个月更换1次牙刷。

刷牙

如何正确刷牙？牙刷的正确使用方法是什么？
希望大家掌握预防龋齿和牙周病的正确刷牙方法。

即便每天都刷牙，也可能因为一些不好的刷牙习惯而清洁不到位。下面就来一起学习正确的刷牙方法吧。

刷牙方法有很多，我希望大家掌握以下两种。

①预防龋齿的刷牙方法。
②预防牙周病的刷牙方法。

只要掌握以上两种刷牙方法，就可以大大提高清洁效果。

首先，关于预防龋齿的刷牙方法，只要细致地刷第48页"龋齿容易发生在牙齿的哪些部位？"中介绍的6大主要部位即可。

其次，关于预防牙周病的刷牙方法，请采用巴氏刷牙法（第80页），并使用牙线等辅助工具（第83页）。

无论哪种方法，重点都是要明确刷牙时需要特别清洁的部位。

接下来是关于牙刷的握法。

就像握笔一样,用大拇指、食指和中指握住牙刷。这种握法可以防止用力过猛,保证刷牙的力度足够轻柔。如果太过用力,刷毛就容易散开,导致牙齿刷不干净。

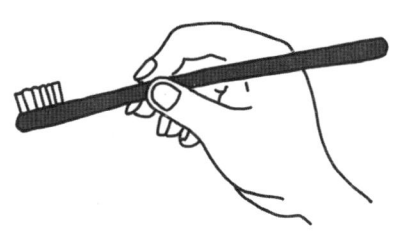

刷牙时,请记住下面3个基本原则。

- ·确保刷毛和牙面充分接触。
- ·不要太过用力,轻轻地刷。
- ·小幅度地刷,逐颗牙齿刷干净。

不同的部位应该采用不同的刷法。

预防牙周病的刷牙方法有很多,比如横刷法、旋转式刷法等。请先掌握**巴氏刷牙法**。这种刷牙方法要求牙刷和牙齿呈45°角。患牙周病的人最好选用软毛牙刷。磨牙的内侧不容易刷到,可以将牙刷斜着放入,然后小幅度前后刷。惯用手那一侧尤其容易有疏漏,刷的时候需要特别留意。

刷磨牙时,为了让刷毛与咬合面的窝沟充分接触,应由内向外,像掏东西一样刷。刷牙齿外侧时,则应让刷毛垂直于牙面。

刷切牙内侧时,应将牙刷竖起来,上下刷。学会灵活调整牙刷的角度,可以将牙齿刷得更干净。

巴氏刷牙法

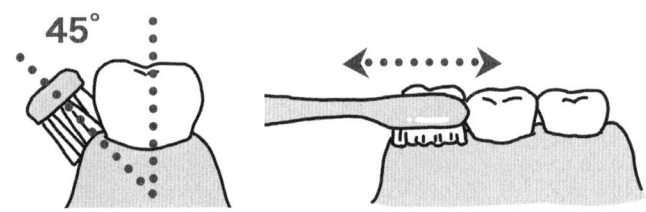

将刷毛呈45°轻压入龈沟,然后沿水平方向小幅度地刷

还要养成仔细刷洗龈沟的习惯。刷龈沟时,比起使用所有刷毛,只使用边缘的刷毛效果会更好。

> **! 让牙齿活到100岁的要点**
>
> 要想预防龋齿,刷牙时就必须有针对性地刷龋齿容易发生的部位。要想预防牙周病,就采用巴氏刷牙法,同时还要使用牙缝刷、牙线、单束牙刷等辅助工具。最好每次进食后都能刷够5分钟牙,如果没有时间,就请保证晚上睡前刷够5分钟。

专栏 4
使用尖头单束牙刷能够预防牙周病

现在,市面上有很多口腔护理用品,不同功效的牙膏、牙缝刷、牙线等商品琳琅满目。那你知道尖头单束牙刷吗?

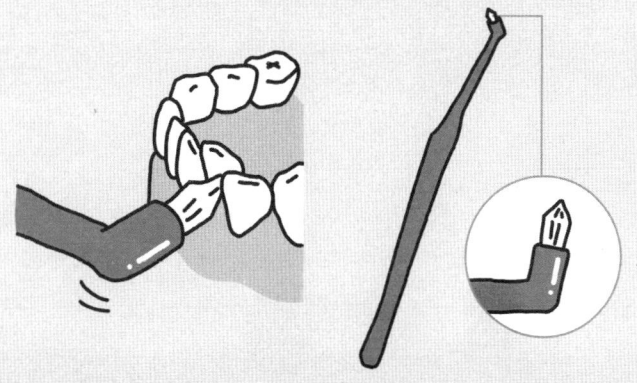

尖头单束牙刷是一种用于牙齿局部清洁的牙刷,它可以清洁普通牙刷难以刷到的地方。你可以在正常刷完牙后使用它。尖头单束牙刷的刷头前端是尖的,可以去除牙缝的污垢。刷头和手柄之间的角度也设计得相当巧妙,可以让人轻松地刷到磨牙上非常狭小的部位。

尖头单束牙刷不仅适用于容易发生龋齿和牙周病的磨牙,还适用于牙齿交叠的部位、牙缝变大的部位、因为牙周病造成的牙龈萎缩而露出的牙根、没有完全长出来的智齿等，可以有针对性地清除牙垢。它可以轻松进入非常狭小的部位，佩戴可摘义齿的人也可以用它来护理基牙。有种植义齿或固定义齿的人，不妨也尝试一下。将周围的牙齿护理好，可以延长种植义齿或固定义齿的使用寿命。

> **！ 让牙齿活到100岁的要点**
>
> 市面上的单束牙刷种类很多，既有针对刷牙力度过大等不良刷牙习惯的类型，也有针对牙周病、种植义齿等特殊情况的类型。建议咨询口腔医生，选择适合自己的商品。其使用方法和普通牙刷一样，注意不要用力过猛，将刷头紧贴要清洁的部位，然后轻柔地刷动即可。控制不好力度的人，可以尝试对着镜子刷牙。

如何正确使用牙线？

重要的是去除牙菌斑，而不是污垢。本节会介绍不同类型的牙线的使用方法。

使用牙线的目的并不是去除塞在牙缝中的食物。

牙线主要用来去除黏附在牙齿表面的牙菌斑。可以一边调节牙线的角度，一边刮擦牙齿表面，将上面的牙菌斑刮除。从侧面看，牙齿和牙齿之间的空间是一个三角形。让牙线紧贴这个三角形的边缘来回刮擦即可。

另外，如果口中有修复体，为防止其脱落，取出牙线时最好不要向上直接拉拽，要从侧面抽出。

【卷轴式牙线的使用方法】

卷轴式牙线的优点是可以灵活调整牙线的长度。口腔医生使用的牙线一般就是这种。

首先，取40 cm左右的一段牙线。然后，将牙线两端分别缠绕在两只手的中指上。绕几圈，让两指之间的距离保持在10~15 cm。

将绷紧的牙线前后拉动着慢慢送入牙缝，继续拉动牙线，让其刮擦牙齿表面。只是将牙线放入牙缝再取出是无法清除牙菌斑的。

清洁完一处牙缝，接着清洁其他牙缝时，需要错开用

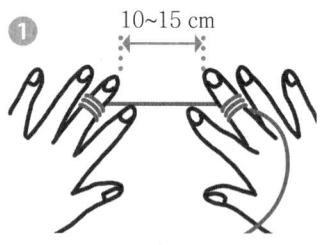

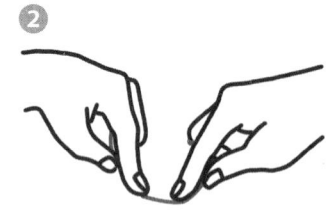

取40 cm左右的一段牙线,将牙线两端分别在双手中指上缠绕2~3圈,使两指间的牙线长度为10~15 cm

用大拇指或食指固定牙线,让其绷直。将其慢慢送入牙缝。注意不要伤害牙龈

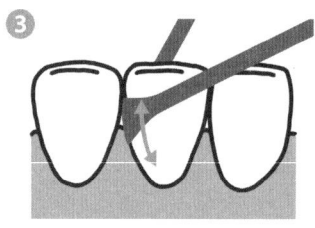

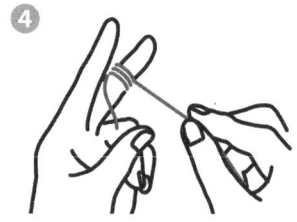

将牙线紧贴牙齿,拉锯式清洁牙齿表面

接着清洁其他牙缝时,注意错开使用过的部分,避免牙线重复使用

过的部分,使用干净的部分进行清洁,因为使用过的牙线上会附着肉眼看不见的细菌。

【叉式(手柄)牙线棒的使用方法】

牙线棒是最常见的牙线类型。不同于卷轴式牙线,牙线棒无须做任何准备,**能够快速使用,非常方便**。

将牙线棒上的牙线送入牙缝,紧贴牙齿表面,来回移动,就能将牙菌斑刮除。请将牙线移动至牙根处,将左右两边的牙齿表面都清洁干净吧。

　　取出牙线棒时不要太用力，可以朝前后左右四个方向一点一点地拉动，这样就不会对牙龈和牙齿造成伤害。如果牙线卡在牙缝里面，难以拉动，建议去医院检查一下修复体是否平整。

> **！让牙齿活到100岁的要点**
>
> 　　牙线最好每天都使用。但是，很多人难以做到这一点。为此，我的建议是刚开始时，可以1周1次，每周固定一天使用牙线。从0到1确实很困难，但从1增加到2、3就很简单了。请尽量养成每天都使用牙线的习惯。

如何使用牙缝刷？
关键是尺寸选择和插入方法。

和牙线一样，牙缝刷也是清洁牙缝的常用工具。

清理牙缝可以在每次刷牙后进行。但是，每餐结束后都清理不太现实，因此可以每天用牙缝刷清洁牙齿1次。

牙缝刷的种类有很多。大家可以根据使用的部位和牙缝的大小，选择适合自己的牙缝刷。

牙缝刷根据刷头的材质可分为尼龙刷和硅胶刷两种，根据外形可分为笔直的I型和直角的L型两种。I型适用于前牙牙缝等可以垂直插入的部位，而L型则适用于磨牙牙缝等需要从旁边插入的部位。

牙缝刷的刷头分不同型号。如果刷头的尺寸和自己的牙缝大小不匹配，就可能会对牙龈造成伤害，建议新手选择较细的牙缝刷。

如果可以，请在口腔医生的指导下选择牙缝刷。因为牙齿不同部位适用的刷头尺寸可能相差很大，如果每种尺寸都买，就太多了，也容易搞混。因此，建议选出2个尺寸最适合自己的牙缝刷，然后根据不同的部位区分使用。

一般而言，门牙适合使用极细的刷头。牙列不整齐的部位或牙龈萎缩的部位，适合使用较细的刷头。牙缝大的部位或安装了固定义齿的部位则适合普通或偏粗的刷头。

牙缝刷的使用也有窍门。首先，请像握笔一样，用大拇指、食指和中指轻轻握住牙缝刷，然后慢慢地将其斜着插入牙缝。为了避免伤害牙龈，移动牙缝刷时请将牙缝刷手柄和牙龈保持平行。这时，可以对着镜子操作。

在牙缝来回刷2~3次，以便更好地刷除污垢。清洁磨牙时，需要从外侧和内侧两个方向进行清洁。

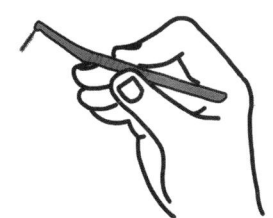

像握笔一样握住牙缝刷手柄

使用完，请用清水将牙缝刷上的污垢冲洗干净，然后将其放在通风良好的地方充分干燥。当刷毛变得凌乱不齐时，一定要及时更换牙缝刷。尼龙刷的刷毛如果变短，会露出金属丝，可能会对牙齿和牙龈造成伤害，所以请定期更换牙缝刷。

当刷毛变得凌乱不齐时，请及时更换牙缝刷

电动牙刷好吗？如何使用电动牙刷？

电动牙刷若使用得当，可以让日常的护理变得更加轻松。

刷牙

使用电动牙刷，可以在更短的时间内收获更好的清洁效果。

市面上有很多附带各种便捷功能的电动牙刷，有的能够连接手机应用程序，提醒刷牙疏漏部位，还有提醒最佳刷牙时间的定时功能。

但是，很多人在享受这些高性能电动牙刷带来的便利的同时，往往忽视了它们"正确的使用方法"。**电动牙刷和普通牙刷的使用方法其实是不同的。**

我想应该有很多人在使用电动牙刷时，仍延续着使用普通牙刷的习惯，用力地刷吧。电动牙刷能够自己震动，我们不需要太用力，只要将刷头轻轻接触牙齿表面即可。

为了将污垢清除干净而用力按压刷头的人尤其需要注意，因为压力太大可能会伤害牙齿和牙龈。另外，电动牙刷是通过震动去除污垢的仪器，用力按压会导致牙刷无法震动，清洁效果减半。我经常听到有人说，平时总是忍不住要去按压刷头。针对这类人，我建议使用具备防按压功能的电动牙刷。

有些人使用的刷头尺寸可能并不适合自己。如果你不知道自己适合哪种尺寸，或者你第一次使用电动牙刷，那么建议你选择能够刷到磨牙和牙列不整齐部位的小型刷头。小型刷头接触牙齿的面积较小，刷起牙来可能需要多花一点时间。但是，适应之后你就会养成细致刷牙的习惯了。

另外，请不要忘记定期更换刷头。刷毛散开之后，无论你多么细致地刷牙，都无法刷掉污垢。

最后，为了能够获得最佳的清洁效果，请仔细阅读电动牙刷的使用说明书。刷头的类型不同，接触牙齿的方法也会不同。请运用正确的刷牙方法，让牙齿活到100岁吧。

刷牙

如何选择牙膏？
根据自己的口腔情况，选择合适的牙膏。

刷牙时，牙膏会起沫，让人看不到牙齿。因此，牙膏曾经被认为是"妨碍刷牙"的东西。

现在，牙膏已经成为刷牙时必备的重要物品。它不仅含有预防龋齿的成分，而且不会产生过多泡沫，添加的研磨剂也很温和。

但是，使用不适合自身状况的牙膏，比如含有强力研磨剂的牙膏等，反而可能会让口腔环境变得更加恶劣。因此，请根据自己的牙齿状况和口腔环境，选择合适的牙膏。

根据功能，牙膏主要可分为以下4类。

・**防蛀型**——这种牙膏的氟化物浓度高。氟化物有助于促进牙齿的再矿化，抑制牙菌斑中细菌的活性。持续使用，可以让牙齿变得更加坚固。不过，需要注意的是，如果牙膏中添加的研磨剂太多，可能会损害牙齿表面的牙釉质，引起牙本质过敏症。

・**预防牙周病型**——这种牙膏含有抗炎成分，具备一定的杀菌力。

- 美白型——这种类型的牙膏与其说是美白,不如说是通过去除有色污垢,让牙齿恢复本色。牙膏中添加的专用研磨剂和其他有效成分能够去除有色污垢。如果想让牙齿变得更白,可以考虑到医院做牙齿美白项目。

- 牙根护理型——由牙周病或过度刷牙造成牙龈萎缩、牙根外露的人,建议使用不含研磨剂的啫喱型牙膏。注意刷牙时不可用力过猛。另外,由于牙根很容易长龋齿,所以建议选择氟化物浓度高的牙膏。

另外,牙膏的最佳使用量也会随着年龄的变化而变化。请参考下图。

为保证牙膏的功效,最后的漱口也至关重要。

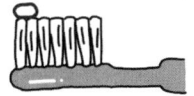

6个月~2岁
氟化物浓度500 ppm
1~2 mm
(剪下来的指甲大小)

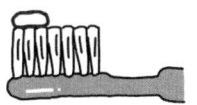

3~5岁
氟化物浓度500 ppm
5 mm左右
(2粒米的大小)

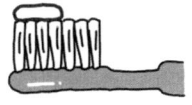

6~14岁
氟化物浓度950 ppm
1 cm左右
(1粒黄豆的大小)

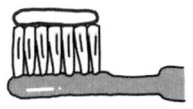

15岁以上
氟化物浓度950~1450 ppm
2 cm左右
(2粒黄豆的大小)

如果使用的是添加氟化物的牙膏,那么只需使用少量清水,漱1次口即可。这样,氟化物就可以停留在口腔中,促进牙齿再矿化,让其变得更加坚固。

如果实在想漱干净,建议采用**双刷法**,即在刷完牙后先用清水充分漱口,再用氟化物浓度高的啫喱型牙膏刷第2次。这时,与其说是刷牙,更像是将啫喱涂抹到牙齿的各个角落。最后,用少量的清水含漱5秒钟左右,再吐出来,或者只将多余的啫喱吐出来。

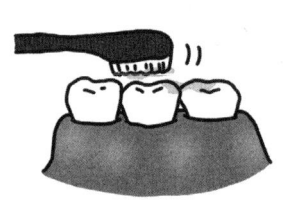

使用啫喱型牙膏时,更像是涂抹,而不是刷牙

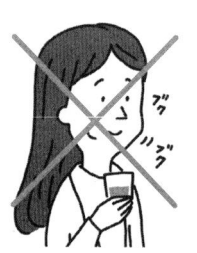

不要鼓动腮部

带着目的使用牙膏,可以让牙膏发挥更大的功效。但是,如果你使用的是电动牙刷,那么最好不要使用添加研磨剂的牙膏。

不知道该选择什么样的牙膏时,可以咨询口腔医生。刷牙是每天都要做的事情,了解牙膏的正确用法有助于提高牙齿自我护理的质量。

专栏 5

定期口腔检查项目有哪些？

大家检查牙齿的频率如何呢？

等到牙疼才去医院就诊的人恐怕不在少数。也有些人可能因为自身情况，无法定期去医院。

对于口腔问题来说，早发现、早治疗是极为重要的。从最终结果来看，定期检查口腔不仅可以节省日后牙齿问题的治疗时间和医疗费，还有助于延长牙齿的寿命。

普通的定期检查包括以下项目。

- 检查有无龋齿（目检）。
- 检查充填体、嵌体、人造冠等有无损坏或缺失。
- 检查咬合是否正常。
- 检查是否有牙周病的前兆（检查和清洁）。
- 检查义齿。
- 牙齿的X线检查、唾液腺检查。

定期检查能够帮助我们及时了解牙齿和牙龈的状态、牙齿问题的治疗情况、每天的家庭护理是否充分等，从而减少牙齿疾病的患病风险。

除定期检查外，我们在刷牙和日常护理中发现任何问题，都需要及时就医。

我在第1章中提到过,定期口腔检查的频率一般是3个月1次,这是"基本中的基本"。有些人需要缩短定期检查的周期。请根据自己的口腔状况,和医生一起确定定期检查的频率吧。

口腔医生说我晚上睡觉时可能磨牙或咬牙，但我从没听家人说过，自己也没有察觉

大约有一半的人是无法察觉自己晚上睡觉时磨牙或咬牙的。但是如果因为不知道而不采取任何措施，可能会出现大问题。

磨牙或咬牙时，有的人会发出"咯吱咯吱"的声音，有的人则不会发出声音，据说两者各占一半。如果一直没有发现自己有磨牙、咬牙的情况，那么一些常见的问题就容易反复出现。比如，修复体经常脱落，治疗过的牙齿总是再次龋坏，牙齿总是酸痛。很多人认为磨牙、咬牙的原因是压力大，但其实确切的原因尚不明了。为了不伤害牙齿，建议磨牙或咬牙的人，在睡觉时佩戴**防磨牙的牙套**。

另外，白天用力咬牙的人越来越多了。我在第1章中也提到过，人在发呆的时候，上排牙齿和下排牙齿通常是不会咬合的。集中精神做事情时，有时下颌会突然发力，咬紧牙关。不管你咬牙的力度是强是弱，只要牙齿碰到一起，就会产生压力。要想解决咬牙问题，首先要从自我发现开始。请在白天设置多个闹钟，闹钟一响，就确认自己有没有在精神集中的时候咬牙。

如果你有下页表中所列的症状，就有可能是由磨牙或咬牙导致的。

磨牙／咬牙

- ☐ 早上起床后感觉下颌很疲惫。
- ☐ 牙齿有磨损。
- ☐ 牙齿容易缺失、折断。
- ☐ 舌头或脸颊内侧有齿痕。
- ☐ 一直有牙本质过敏症。
- ☐ 治疗过的牙齿总是出问题。
- ☐ 牙槽骨有凸起。

牙齿美白只是让牙齿变白吗？
不是，还有强化牙齿的效果。

近年来，牙齿的美学修复备受关注，其中就包括美白。阅读本书的人中，应该也有很多人想要牙齿变白吧。

牙刷只能去除茶渍等外源性着色。即便是用力刷牙，也只能让牙齿恢复原本的颜色，但无法改变牙齿的颜色。而且刷牙时用力过猛，可能会导致牙龈萎缩和牙本质过敏症。

牙齿美白具有如下效果。

> 1. 让牙齿变白。
> 2. 强化牙齿。
> 3. 对自己的笑容更有信心。

为了最大程度地实现美白的效果，首先要做好牙齿的清洁。将牙齿上的污垢全都去除之后，药剂就能更好地渗入牙齿，充分发挥功效。

其次，如果有龋齿或牙周病，那么贸然进行美白可能会导致情况恶化，或得不到想要的效果。因此，美白前，需要先治疗相关的口腔疾病。

这些准备工作都做完后，就可以进行牙齿美白了。由于牙齿美白剂中含有杀菌成分,所以牙齿美白还可以有效地预防龋齿和牙周病。

另外,研究证实,美白后的牙齿会变硬,耐酸性也会有所提升。牙齿表面有一层保护牙釉质的薄膜,叫作"**唾液薄膜**"。进行牙齿美白时,唾液薄膜会暂时性脱落,以便美白剂渗入牙齿内部。在唾液薄膜再次形成前,氟化物和钙会很容易被牙齿吸收。因此,美白还可以促进牙齿再矿化,最终强化牙齿。

请结合牙齿美白,打造不易发生龋齿的坚固牙齿吧。

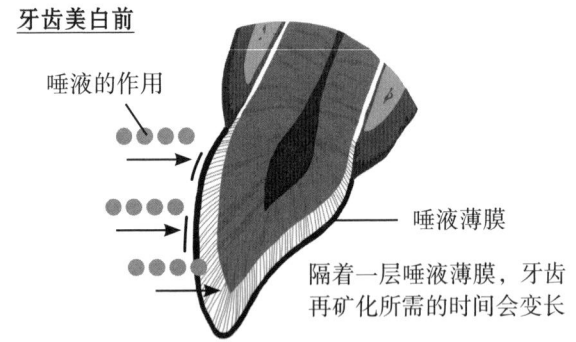

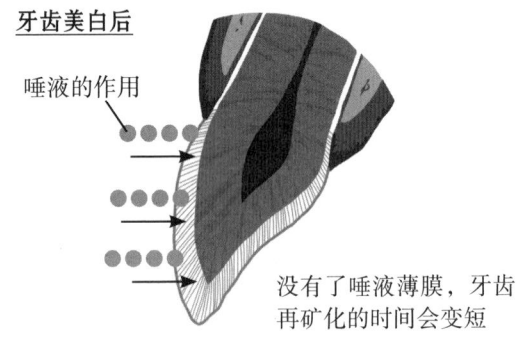

家庭美白和医院美白有什么不同？
牙齿变白的速度、效果等都不同。

牙齿美白有**家庭美白**和**医院美白**两种。前者是自己在家使用低浓度的美白剂对牙齿进行漂白，后者是在医院实现快速美白。下面就来分别讲解两者的特点。

· 家庭美白

家庭美白无须去医院，选择自己方便的时间在家里进行美白即可。方法是将药剂倒入牙套，1次佩戴2小时左右。

相比医院美白，家庭美白的费用更低，但家庭美白的效果因人而异，并且不会立竿见影，大概需要坚持1个月左右，才能让牙齿的颜色发生明显的变化。家庭美白的优点是所用的美白剂相对比较温和、不容易反弹、可按照自己的节奏来。

做完家庭美白后的几小时内，要避免摄入咖啡、巧克力等颜色比较深的饮料和食物。如果这会给你造成不便，就建议选择医院美白。

· 医院美白

想要让牙齿快速变白的人，建议选择医院美白。这种美白虽然必须去医院，但只需1~3次即可达到自己希望的白度。具体费用可以去口腔科咨询。

对于牙列不齐的人而言，家庭美白的效果是有限的。因为家庭美白需要将美白剂倒入牙套中，然后戴在牙齿上，而常规牙套往往很难和不整齐的牙列贴合。除此之外，想要局部美白的人，也最好选择医院美白。

不管选择家庭美白，还是医院美白，正式开始前都必须先去医院，检查是否有龋齿、牙周病、牙齿开裂、牙本质过敏症等问题。如果在患有牙齿疾病的情况下进行牙齿美白，就可能会导致病情恶化。因此，美白前请一定要去医院咨询专业医生。

另外，如果你想要美白效果长久地持续下去，可以将医院美白和家庭美白相结合，先通过医院美白让牙齿快速变白，再通过家庭美白维持白度。

成年人矫正牙齿会很困难吗？
本节会介绍牙齿矫正的类型及主要特点。

现在，进行牙齿矫正的成年人越来越多了。儿童矫正牙齿时，需要考虑换牙期和肌肉、骨骼等的发育过程，而成年人则可以随时开始矫正。因为牙周病或牙列不齐愈发严重而选择去医院进行牙齿矫正的成年人并不少见。

常见的矫正类型包含以下几种。

· 金属托槽矫正

这种矫治器就是大家所熟知的"钢牙套"。

具体方法是用黏合剂将一种类似扣子的托槽固定在牙齿上，然后用钢丝将其串联起来。佩戴矫治器期间很容易发生龋齿，请一定要定期检查。金属托槽矫正的缺点是美观度低，但最近出现了白色的钢丝和托槽，戴在牙齿上不易被发现。

· 微种植钉（支抗钉、骨钉）

微种植钉的医学名称是"暂时性支抗装置"，一般用于牙齿局部的矫正治疗。具体方法是将口腔专用的小钉子（微种植钉）植入牙槽骨，然后以它为支柱，牵引牙齿。

这种矫正法克服了传统矫正方法的很多缺陷，可以在短时间内获得很好的效果。如果你不想进行整体矫正，只想稍微调整一下有问题的部位，那么建议采用这种方法。

· 舌侧隐形矫正

这是一种将矫治器佩戴在牙齿的舌侧面的矫正法，优点是可以最大程度地满足患者的美观要求。但是这种矫治器容易脱落，还容易摩擦舌头，引起疼痛。

另外，它对牙齿的移动有各种限制，对医生的技术也有很高的要求。除非是舌侧矫正专业的口腔医生，否则很难操作。如果对美观没有那么高的要求，建议还是选择外侧矫正。

· 隐形牙齿矫正

这种技术使用的矫治器是透明的牙套，不易被发现，适用于不需要拔牙或已经做过金属托槽矫正的人。这种矫治器需要佩戴20小时以上。

随着医疗技术的发展，如今普通的口腔诊所也能进行牙齿矫正了。但是，矫正的医生如果不真正精通矫正，可能会让情况进一步恶化。即便是矫正方面的专科医生，水平也有参差。我经常听到有关矫正的投诉，比如"乍一看牙齿排列得很整齐，但磨牙完全无法咬合""矫正后，牙根暴露出来，总是感觉牙齿非常酸痛"。因此，请先明确牙齿矫正的目的，然后选择合适的医院。

> **! 让牙齿活到100岁的要点**
>
> 　　如果很难选择矫正方法，不妨先和口腔医生商量。为了让牙齿活到100岁，也为了拥有健康的口腔环境，请谨慎地选择牙齿矫正医院。

矫正牙齿必须要拔牙吗?

这取决于牙齿的状态。如果拔牙可以获得更好的矫正效果,就建议拔牙。

关于矫正牙齿,我听到的最多的问题就是"必须拔牙吗?"。

不想拔掉健康的牙是人之常情,大部分医院的治疗方案也旨在以最小的负担发挥最大的效果。但是,究竟要不要拔牙,必须要确认口腔内的情况后,才能进行判断。不能一概而论,认为不需要拔牙的矫正一定是最好的。

和欧美人相比,亚洲人的口腔比较窄,因此很多人都会长出交叠在一起的牙齿。这时候如果不拔牙就进行矫正,最后可能会变成龅牙。

当然,医生也会和患者讨论不拔牙的治疗方案是否可行。一般情况下,如果想要获得更加理想的结果,就建议拔牙。

> **! 让牙齿活到100岁的要点**
>
> 拔牙是不可逆的。口腔医生深知这一点,但有时候还是会建议拔牙,因为他认为拔牙对患者的好处更大。

如果不在意美观度，是不是就不用进行牙齿矫正了呢？

不是的。除了美观外，矫正牙齿还有很多好处。

很多人都认为矫正牙齿是为了美观。但除此之外，它还有很多别的好处。比如：

①牙列变整齐不仅可以方便护理，还能降低龋齿和牙周病的发病风险。
②让咀嚼恢复正常，减轻消化系统的负担。
③减轻磨牙的负担，最终延长牙齿的寿命。
④提高咀嚼效率，减轻下颌的负担。
⑤改善身体的平衡，提升运动能力和肌肉力量。

矫正牙齿可以随时开始。当你觉得牙齿出现问题时，可能就是最佳时机。矫正牙齿不仅是为了美观，还能改善咬合。身处百岁人生时代，任何时候开始矫正牙齿都不晚。

孩子有必要矫正牙齿吗?
通过持续观察孩子的发育情况,判断是否需要。

"注重儿童生长发育的个体差异"和"不错过最佳治疗时间"是儿童牙齿矫正中最重要的两点。如果可以,建议从孩子出生开始,家长就定期带孩子去医院检查牙齿。

及时的矫正治疗不仅可以促进重要的口腔功能(呼吸、咀嚼、吞咽、发音等)的正常发育,还能减少将来发生龋齿和牙周病的风险。拥有一口好牙,无疑会成为孩子一生的财富。

> **！ 让牙齿活到100岁的要点**
>
> 根据年龄,采取与之相适应的早期治疗至关重要。为此,请在孩子还小的时候,就定期带他去医院检查牙齿的发育情况吧。

孩子牙齿咬合不齐有什么危害？

会影响口腔健康、容貌外观和心理健康，还会损害肠胃健康。

牙齿咬合不齐会给孩子的生长发育带来各种风险。

牙齿咬合不齐会影响口腔健康。咬合不齐会导致牙齿错位和磨损，清洁起来也会更加困难，从而造成牙菌斑堆积，引发龋齿、牙周病等牙齿疾病。

牙齿咬合不齐会影响容貌外观和心理健康。牙齿咬合不齐会影响上、下牙弓颌骨的正常发育，加重牙齿畸形，从而影响容貌外观，让孩子产生自卑心理。

牙齿咬合不齐还会损害肠胃健康。咬合不齐会影响上下颌牙齿间的咬合关系，影响正常的咀嚼功能。久而久之，孩子就会出现消化不良、胃肠功能紊乱等症状。

因此，如果孩子出现牙齿咬合不齐的问题，请尽快带孩子去医院进行恰当的矫正治疗。

孩子总是不自觉地张嘴呼吸，没关系吗？
总是张嘴呼吸会对身体造成各种不良影响。

无意间看向孩子的时候，你有没有发现他正不自觉地张着嘴巴呼吸呢？一些儿童有自然状态下嘴巴不闭合的症状。这种症状叫作"唇闭合不全"。

这种张嘴的习惯会对身体造成不良的影响。和用鼻子呼吸相比，用嘴巴呼吸不仅更容易造成口腔干燥，还会增加病毒、细菌等侵入身体的风险。而口腔干燥又容易引起龋齿和牙周病。另外，张嘴呼吸也被指出和过敏性疾病、睡眠呼吸暂停综合征密切相关。

除此之外，张嘴呼吸还会对面部的发育产生很大的影响。习惯张嘴呼吸的孩子常见以下特征：嘴唇向前凸出、下颌有点后缩、塌鼻梁。

建议让孩子在6岁前改掉张嘴呼吸的习惯。方法有很多，比如使用器具、进行特定训练，以及有意识地自我提醒。为了孩子将来的健康着想，请不要对张嘴呼吸放任不管，尽快带孩子去医院咨询专业医生吧。

什么是窝沟封闭？
这是预防儿童龋齿非常有效的方法。

你听说过**窝沟封闭**吗？

这是一种预防措施，主要通过在磨牙窝沟等不容易刷干净的部位涂抹窝沟封闭剂，来防止食物或牙菌斑等堆积。

与形成龋齿之后，再用树脂等材料充填龋洞不同，窝沟封闭通过用封闭剂填平不易清洁的地方，防患于未然。

一般提倡在孩子6岁左右进行窝沟封闭，因为孩子新生的牙齿比较脆弱，不耐酸，长龋齿的风险较高。但是，如果磨牙上的窝沟比较浅，刷牙可以刷干净，或者没有其他龋齿，那就没有必要进行窝沟封闭。

进行窝沟封闭后，也需要定期复诊，观察其变化。因为固化的封闭剂有时会在不知不觉间脱落或局部掉落。如果放任不管，就可能会引起龋齿。

另外，做窝沟封闭并非一劳永逸。养成不易诱发龋齿的饮食习惯、合理使用氟化物、定期检查口腔等日常的预防工作仍然不容忽视。

专栏 6
建议和孩子一起接受口腔检查

为了守护孩子的口腔健康,带孩子去医院进行定期检查时,我会提议父母和孩子一起接受检查。

为什么要这么建议呢?因为减少父母口腔中的细菌,有助于减少孩子口腔中致龋菌的数量。

龋齿是一种生活习惯病。大部分家庭中,父母和孩子的饮食习惯是相同的。如果家庭成员的预防意识不充分,餐后习惯不良好,那再怎么给孩子护理牙齿,也是徒劳。

可以试着给自己和孩子做一次唾液检查。

如果检查发现,孩子的口腔中已经有很多致龋菌了,那也无须过度担忧。只要今后采取充分的预防措施,并定期进行护理,等到长恒牙的时候,致龋菌还是有可能减少的。

除了定期护理外,增强家庭成员的口腔健康意识,也有助于帮助孩子从小养成良好的习惯。

因此,请和孩子一起接受检查,并将龋齿预防融入日常生活吧。能和孩子一起维持健康的口腔状态,不是很好吗?

在婴幼儿的口腔疾病预防中,防止母子传染是第一要务。出生后的19~31个月,是最容易发生致龋菌传染的时期。这段时间叫作"感染窗口期"。

这段时期,为了不将致龋齿菌传染给孩子,请注意不要将自己咀嚼过的食物喂给孩子。同时,父母平时也要注重自己的口腔健康。

即便在孩子的成长过程中，没能阻断致龋菌的传染，也不要放弃。可以通过定期涂氟、进行抑制致龋菌增长的日常护理、改善饮食习惯等，降低发生龋齿的风险。

孩子不小心磕掉了乳牙，但马上就要长恒牙了，是不是不处理也可以呢？

乳牙缺失，会影响恒牙的生长，请马上去医院！

对孩子而言，受伤是家常便饭。但如果牙齿受伤后不及时处理，就可能会造成严重后果。

最容易导致牙齿受伤的是摔跤。不管是乳牙还是恒牙，受伤最多的都是上排门牙。

孩子受伤后，如果牙齿掉落或出血，一般都会去医院。需要注意的是不出血或不疼的情况，因为有可能只是表面看上去没有问题，实际上牙根或牙周组织已经受伤了。另外，当时不疼并不代表没事。可能过一段时间后会出现疼痛，或者牙髓已经坏死而感觉不到疼痛。

再者，牙齿嵌入骨头和牙齿脱臼也是无法从表面看出来的。这些都可能对恒牙的生长产生影响，因此建议立即去医院，让牙齿复位。如果牙齿不幸掉落，也要立即去医院就诊。

有的父母可能觉得"反正马上就要长恒牙了，缺颗乳牙应该也没问题"，就对孩子的乳牙缺失置之不理。这是不可取的，因为乳牙脱落造成的创伤会给恒牙的生长带来不可逆的影响。

如果脱落的是恒牙，也还有重新植入的可能。这是一场和时间的赛跑，因为恒牙在脱落后的3小时内重新植入,成活率是最高的。脱落之后,为了防止恒牙变干,可以用保鲜膜将其包裹,或者将其浸泡在牛奶、牙齿保存液或生理盐水中,然后立即前往医院。另外,就算脱落的牙齿沾上了污垢,也不要用水清洗,因为自来水中含有的氯会损伤细胞活性。

牙齿断裂时,请先将断裂的部分牙齿放入牛奶等溶液中防止其干燥,然后立即去医院。随着时间的推移,疼痛感可能会变强。因此,为了保护牙髓,也请尽快就医。

! 让牙齿活到100岁的要点

孩子牙齿受伤通常都是突发性的。建议家长提前向口腔医生学习正确的处理方法。可以毫不夸张地说,受伤后第一时间的应对决定了牙齿的命运。

口臭

明明已经很认真地刷牙了,为什么还是有口臭?
口臭有很多种类,请先了解以下5种。

90%的口臭都来源于口腔。调查结果显示,每3个人中就有1个人有口臭。但令人头疼的是,很多时候口臭是不自知的。

口臭的原因基本都在于口腔内部,请通过口腔治疗和自我护理,努力消除口臭吧。

口臭大致可分为以下5种。

①生理性口臭

这是所有人,包括健康人士都会有的口臭。早上起床、空腹、紧张的时候,就会出现这类口臭。这类口臭是由唾液分泌量减少引起的,通过刷牙、进食、补充水分等即可消除,属于暂时性的、非常轻的口臭,时有时无,最多让人感到不快而已。女性生理期或妊娠期的激素变化,也有可能引起这种口臭。

②食物、烟酒引起的口臭

这一类口臭是由吃大蒜、喝酒等引起的,只会持续一小段时间。食物、饮料在消化的过程中,不可避免地会释放出气味。如果实在受不了,可以用口气清新剂等来缓解。

③病理性口臭

和①、②不同，这种口臭会给人带来强烈的不适感。

肝脏、肾脏疾病，呼吸系统疾病，消化系统疾病都可能引发这种口臭，但超过90%的病理性口臭是由口腔中的疾病造成的。除了龋齿、牙结石、可摘义齿清洁不到位外，更常见的原因是牙周病。关于这一点，我会在下一页的专栏中进行详细的介绍。

④压力引起的口臭

艺人们经常说，他们在上舞台前会感觉口渴，还会有强烈的口臭。这种口臭的发生机制是这样的：紧张→支配唾液分泌的副交感神经活跃度降低→唾液分泌量减少（这就是人一紧张就会口渴的原因）→口臭变严重。因此，口臭也和压力有关。

⑤心理性口臭

其实没有口臭，但患者自己觉得有口臭。这种口臭也叫"假性口臭"。

如果想要弄清自己属于哪种口臭，就可以前往第1章中介绍过的"口臭专科门诊"，通过检测数值了解自己的口臭。情况可能没有你想象的那么严重，如果担心，不妨测试一下吧。

专栏 7
需要注意的是牙周病引起的口臭

病理性口臭的源头主要是牙周病的致病菌分解口腔中的蛋白质时产生的气体。这类气体以硫化氢（臭鸡蛋味）、甲硫醇（鱼类、洋葱腐烂的气味）为主。如果浓度高的话，硫化氢还会成为致命的有毒气体。

温泉中也有这些气味，但远没有口臭那么重。一想到自己的嘴巴会散发厨余垃圾的臭味，就觉得不适吧。

随着牙周病的发展，牙垢和舌苔也会散发臭味，让口臭变得更加严重。这时候，口香糖和口气清新剂就没什么效果了。

如果口腔健康的话，刷完牙后，细菌的数量就会减少，无法生成大量气体。但如果牙周病恶化的话，细菌就会在龈沟内聚积。这个阶段，光靠刷牙是无法彻底清除口腔内的细菌的。

龈沟中聚积着大量细菌，就算牙刷得再细致，细菌也会持续增殖，从而不断生成导致口臭的气体。作为罪魁祸首的牙周病一天得不到治疗，口臭就无法从根本上缓解。

要想预防口臭，除了定期去医院洗牙、治疗牙周病外，还需要进行自我护理。口臭和唾液的分泌量减少、疲劳、压力大也密切相关。因此，也可以通过刺激唾液腺、改善生活习惯来预防口臭。

为什么做外科手术前，需要先检查口腔？
因为口腔问题可能引起术后并发症。

做外科手术似乎和口腔毫无关系，但如果唾液中含有细菌，就可能引起并发症。

患者进行全身麻醉时，医生会使用一种叫作支气管导管的器具，直接从患者的嘴巴或鼻子插入气管内。这时，如果口腔中的细菌进入气管，就可能引发肺炎。第1章提过的"吸入性肺炎"，就是进食时，食物或唾液进入气管引发的肺炎，多见于老年人。其实，这种疾病的发生和口腔中的细菌有很大的关系。患者手术后免疫力会下降，如果细菌随着气管进入肺部，就容易引发肺炎。此时，年轻人患吸入性肺炎的可能性也会增高。

除此之外，松动的牙齿也可能会在手术中脱落或折断。

由此可见，即便外科手术看似和口腔没有任何关系，也需要在术前先检查口腔内的状况。

医生会为患者清洗牙齿，减少口腔内的细菌数量，以防引发吸入性肺炎等感染。洗牙时医生如果发现患者有龋齿，就会进行治疗或应急处理。如果患者的牙齿有松动，还需要接受固定牙齿的治疗。可能需要使用支气管导管的患者，医生还会为其制作保护牙齿的牙套。

牙齿的外科治疗

口腔环境不好，不仅有可能引起并发症，还会影响身体康复。另外，术后开始进食时，患者可能会因为口腔肌肉衰退而无法正常进食，导致食物进入气管。

> **！ 让牙齿活到100岁的要点**
>
> 口腔内的细菌可能引发感染，因此外科手术前，请尽量检查一下口腔环境。希望各科医生和口腔医生能联合会诊，共同解决患者的口腔问题。

接受口腔治疗时正在服用药物,是否需要告知医生呢?

正在服用的药物可能会对口腔治疗产生影响。如果有服药记录,请一定要给医生看。

在进行第一次牙齿治疗前,我们都会通过问诊表确认患者是否有长期服用的药物。

你可能觉得自己的既往病史和牙齿的治疗没有关系,但其实有些药物会对牙齿的治疗产生很大的影响。

例如,抗血栓药物具有降低机体凝血功能的作用,服用后一旦出血,就容易血流不止。而在口腔治疗中,拔牙、种植义齿等属于外科治疗,经常会遇到出血的情况。所以,患者需要将服药情况提前告知医生。

骨质疏松的患者会服用**抑制骨吸收的药物**。这类药物也会对拔牙、种植义齿造成影响。曾经就出现过患者在牙周外科手术的刺激下颌骨坏死的案例。服用这类药物后,骨骼的血液循环会变差,导致骨头上的伤口难以愈合。即便就诊时已经停止服药了,长期服用过这类药物的人也务必告知医生。

另外,长期服用**抗癫痫药**或治疗高血压的**钙拮抗剂**可能会造成牙龈增生,甚至有人牙龈肿到包住牙齿。如果牙结石多,还可能加速增生的发展。这些情况都可能对口腔治疗造成影响。

根据情况，医生在治疗时可能使用麻醉药，也可能会在治疗后开处方药。因此请告诉口腔医生自己的既往病史和服药情况。

另外，有些患者因为身体状况的变化，有可能会在治疗牙齿的过程中开始服用药物，或更改药物。即便是看似和口腔没有任何关系的药物，也不能贸然服用。为了能够安全顺利地完成治疗，请及时将自己的实际情况告知口腔医生。

牙齿和全身的关系

在本章的最后,我会介绍一些与口腔密切相关的重要疾病。这也是我特别希望大家能了解的内容,即"口腔健康 = 全身健康"。

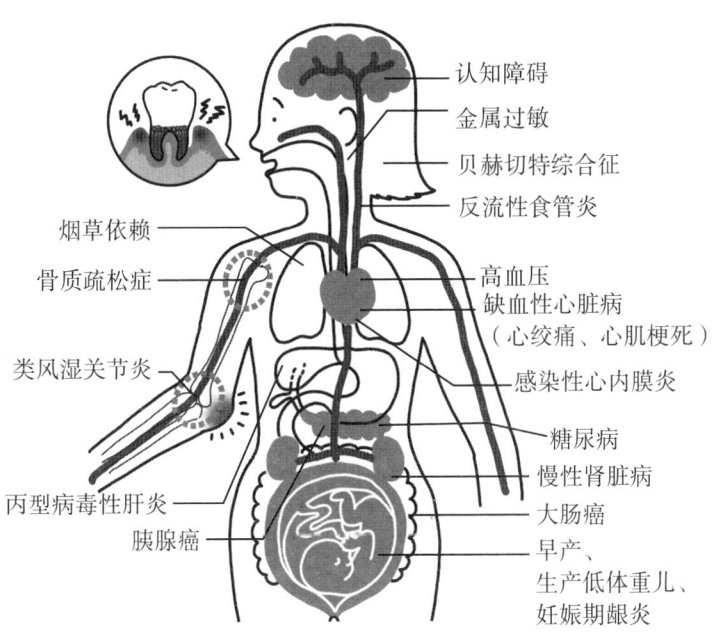

金属过敏

【联合会诊】口腔科⇔皮肤科

你是否有以下这些症状呢？

口腔溃疡反复发作、戴手表或项链时感觉痒、耳洞周围的皮肤泛红、手心长小水疱、口中金属修复体或牙套周围的牙龈泛白……

如果有，就可能是过敏了。

人们经常将过敏比作往杯中注水。水满则溢，当过敏源的数量超过身体的承受能力时，就会出现过敏症状。

举个例子，到去年为止从没得过花粉症的人，今年却突然出现了症状，就是因为"过敏的杯子"满了。

过敏造成的皮肤问题有时可以通过口腔治疗来解决。

金属原本就是不亲肤的。有时候将口腔中的金属义齿换成陶瓷义齿后，不适症状就能得到改善。

不过有时候即便将金属物质去除，过敏症状也不会得到改善。因为这时的**过敏可能是由进行过根管治疗的牙齿中的细菌引起的**。如果是这种情况，那么再次接受根管治疗后，过敏症状就会得到缓解。为了避免无谓的治疗，出现过敏症请及时就医。

> **！ 让牙齿活到100岁的要点**
>
> 如果口腔科和皮肤科能够联合会诊，自然是最好的。将皮肤症状毫无保留地告诉口腔医生，有助于病情的诊断。

糖尿病

【联合会诊】口腔科⇔内分泌科

糖尿病和牙周病是相互影响的。

同时患有这两种疾病时,患者可能会出现牙周病难以痊愈或难以控制血糖值的情况。也就是说,如果只治疗单种疾病,可能很难达到预期的疗效。

糖尿病患者本身容易并发各种感染,比如呼吸道感染、泌尿系统感染等,而感染可以导致难以控制的高血糖,在高血糖的作用下,患者牙周组织的抗感染能力减弱,伤口愈合能力也会下降。而且,糖尿病患者的糖化末端产物升高,会刺激炎症细胞因子的产生,这些炎症介质又能激活破骨细胞和胶原酶,加重牙槽骨及牙周软组织的损坏程度。

而牙周病不及时治疗,致病微生物会通过口腔内的创面进入血液循环,引起机体炎症因子水平升高,进一步引发糖代谢异常。长期的慢性炎症会加重胰岛素抵抗,影响血糖的控制;口腔局部疼痛也会影响患者睡眠和进食,导致血糖波动。

可见,在对伴糖尿病的牙周炎患者或伴牙周炎的糖尿病患者进行诊疗时,医生需建立整体观念,必要进行会诊,以便给患者提供更合理的治疗方案。

高血压

【联合会诊】口腔科↔内科

如今,患有高血压的人出乎意料地多。大部分患者都去内科就诊,通过服药控制血压。但是,有些人服了药之后,依旧无法有效地控制血压。血压控制不佳的高血压患者在口腔科接受治疗时,就需要注意了。

如果血压控制不佳,麻醉时的紧张及过去就医的心理阴影等就可能会导致血压骤然上升。当血压过高时,口腔科的治疗就可能难以进行,尤其是拔牙和种植义齿,还会伴随一定的风险。也就是说,当你感觉牙疼难耐,想要将它拔掉时,可能会因为高血压而不能拔。

另外,合并心绞痛或心肌梗死的高血压患者,在进行口腔治疗时,也要特别注意。

再者,作为降压药之一的钙拮抗剂会导致牙龈增生。这个副作用会导致牙周病变得难以控制,容易恶化。如果高血压患者要根治牙周病,需要咨询内科医生是否可以更换药物。

有血压问题的人也无须过于忧虑,请将血压情况明确告知口腔医生。医生会为你测量血压,并及时确认能否进行治疗。

烟草依赖

【联合会诊】口腔科↔戒烟门诊

吸烟的危害不胜枚举，口臭、牙龈发黑、牙齿变黄、肌肤老化……

吸烟除了会诱发肺部疾病外，还会导致骨骼变得又松又脆，进而引发骨质疏松症。除此之外，吸烟还会导致末梢血管收缩，手脚供血不足。

近年来，加热烟在烟草市场的占比逐渐提高，新产品持续上市。大家可能经常听到"电子烟和加热烟的区别是什么""加热烟比传统烟好吗"等问题。下文我将详细介绍加热烟和传统烟的区别。加热烟吸食的是通过直接加热烟草产生的含有尼古丁的气体，而传统烟吸食的是通过燃烧烟草产生的烟雾。和传统烟不同，加热烟加热时产生的一氧化碳比较少。但是，加热烟产生的致癌物质和传统烟一样。另外，加热烟中也含有尼古丁，也会造成尼古丁依赖症。也就是说，加热烟作为传统烟的替代品，对健康的危害并没有减少。

吸烟也会对口腔健康产生很大的影响。首先，牙龈中的血流量会减少，牙龈无法得到充足的氧气，从而造成局部免疫力下降，使口腔中的细菌不断增殖，最终导致牙周病越来越严重。其次，吸烟还会导致牙龈发黑。这也是因为尼古丁导致末梢血管收缩后，牙龈陷入了缺血的状态。

另外,唾液的分泌量也会减少,导致龋齿的发展加快。最后,吸烟还会导致口腔内的伤口难以愈合,种植义齿等口腔外科手术也会伴随一定的风险。

认知障碍

【联合会诊】口腔科⇔记忆门诊

口腔问题和认知障碍之间是有联系的。老年人牙齿缺失后,咬合会变差。咬合变差会影响身体平衡,进而让人变得容易摔跤。

老年人摔跤是非常危险的,摔跤后卧床不起的案例也并不少见。也有人摔过一跤后,因为担心摔第二次,于是就减少活动,最终导致运动不足,卧床不起。此外,活动减少,和外界交流的机会也会减少,导致认知功能下降。

随着认知障碍的发展,咀嚼功能也会受到影响,容易误吸,从而患上吸入性肺炎。

已有研究证明牙周病的致病菌生成的毒素侵入体内后,会作用于脑部,引发记忆障碍。预防、治疗牙周病也许可以减缓认知障碍的发生和发展。

除此之外,听力减退也会导致认知功能下降,引发认知障碍。听力减退与舌部肌肉萎缩有关,为了锻炼舌部肌肉,请开始做"口部训练操"(第27页)吧。

> **!** 让牙齿活到100岁的要点
>
> 细嚼慢咽能有效预防认知障碍。因此,请保持口腔健康,尽可能维持良好的咀嚼、咬合功能。

反流性食管炎和大肠癌

【联合会诊】 口腔科↔消化内科

患有反流性食管炎的人可能连自己都没有发现,牙齿已经慢慢被侵蚀,成为"酸蚀牙"。再不治疗的话,牙齿还会出现脆弱易碎、酸痛等症状,甚至牙齿表面会开始溶解,形成龋齿。因此,反流性食管炎患者请把自己的情况如实告知口腔医生,尽早采取措施。

近有研究表明,大肠癌患者的肿瘤组织和唾液中存在同一种细菌。这种细菌叫作"具核梭杆菌",是牙周病致病菌的一种。超过40%的大肠癌患者体内都发现了这种细菌的存在。一种是肠道相关的疾病,一种是牙齿相关的疾病,表面上看没什么关系,实则有着紧密的联系。

> **! 让牙齿活到100岁的要点**
>
> 口腔是消化道的入口,只有保持入口清洁卫生,才能保护整个消化道不被病菌侵入。

缺血性心脏病（心绞痛、心肌梗死）

【联合会诊】口腔科↔内科

缺血性心脏病堪称威胁人类健康的"头号杀手"，它主要是由动脉粥样硬化引起的。

牙周病致病菌会导致牙齿局部的慢性炎症，炎症反应生成的化学物质会导致动脉粥样硬化，从而导致血栓形成，引发心肌梗死。

> **让牙齿活到100岁的要点**
>
> 为了降低患心脏病的风险，首先要养成良好的生活习惯。其次，还要定期进行口腔检查，预防牙周病。特别是患有动脉硬化的人，一定要定期去医院进行口腔检查，防患于未然。

感染性心内膜炎

【联合会诊】口腔科↔内科

在进行部分口腔治疗时，牙周病致病菌会进入血液。通常情况下，它们会立即消失。但也可能不会消失，而是在心内膜、心脏瓣膜、人工心脏瓣膜等部位附着，增加感染性心内膜炎的发病风险。有相当一部分的感染性的内膜炎与牙源性感染有关。因此，保持口腔清洁卫生非常重要。

> **! 让牙齿活到100岁的要点**
>
> 建议定期去医院检查是否患有龋齿和牙周病。另外，如果接受口腔治疗时出血，请遵从医嘱使用相关药物预防感染。

慢性肾脏病

【联合会诊】口腔科⇔泌尿科、肾内科

牙周病和慢性肾脏病会相互影响。

慢性肾脏病患者的血液中容易堆积废物,导致免疫力下降,从而加快牙周病的发展。另外,肾脏在骨骼的新陈代谢中发挥着重要作用,因此患有慢性肾脏病的人,因为肾功能减退,牙周病引起的牙槽骨吸收会加重。

牙周病产生的炎症物质会给肾脏增加负担。有研究表明,牙周病患者患慢性肾脏病的概率是普通人的4倍。

另外,牙周病、扁桃体炎还和一种疑难杂症——IgA肾病有关。IgA肾病是一种非常可怕的疾病,如果不能在早期发现,就很难控制,任何治疗方法都只能延缓病情的发展而已。要想预防IgA肾病,肾内科、泌尿科和口腔科就必须携手合作。

> **！ 让牙齿活到100岁的要点**
>
> 骨量一旦减少,就很难恢复。通过控制牙周病,斩断它和慢性肾脏病相互影响的恶性循环吧!

生产低体重儿、早产与妊娠期龈炎

【联合会诊】口腔科⇔妇产科

由于激素的变化，妊娠期女性的心理和生理状态都变得不稳定。下面就来一起看一下妊娠期的口腔变化吧。

首先，激素的变化会导致唾液分泌量减少，从而让人更容易患龋齿或牙周病。其次，孕妇体内的雌激素和孕激素会增加，牙周病致病菌会以这两种激素为养分不断增殖，导致孕妇原有的牙龈炎加重。原本就因为孕吐等原因无法好好刷牙，又因为激素原因牙龈炎加重，一定非常辛苦。这时候，请不要有任何顾虑，不妨将口腔护理全权交给口腔医生。

更可怕的是，患牙周病孕妇的早产率和产出低体重儿的概率是健康孕妇的5~7倍。牙周病引发的炎症会生成前列腺素，而前列腺素升高会引起子宫收缩，可能导致早产。

> **！ 让牙齿活到100岁的要点**
>
> 处于妊娠期的女性一般很难进行牙周的自我护理。建议孕妇每2个月去医院进行1次牙周护理。

骨质疏松症

【联合会诊】 口腔科↔骨科

骨质疏松症患者的骨头比较脆弱，牙周病的发展也会比较快。闭经后患骨质疏松症的女性，其牙槽骨吸收往往比较严重。很多女性即便没有牙周病，也会因为雌激素减少导致的唾液分泌量减小，变得更容易患牙周病。

牙周病患者更容易患骨质疏松症，因为牙周病所致的炎症反应会抑制成骨细胞活性，增加破骨细胞活性。有研究表明，治疗牙周病可以抑制骨密度的降低，预防骨质疏松症。

另外，服用某些治疗骨质疏松症的药物后，就不能再拔牙了。但不是所有治疗骨质疏松症的药物都如此。建议在拔牙等治疗开始前，将服药记录交给口腔医生查看。

> **! 让牙齿活到100岁的要点**
>
> 女性的骨密度尤其容易降低，因此请务必认真治疗牙周病。

胰腺癌

【联合会诊】口腔科↔消化内科

胰腺癌是一种非常可怕的疾病，其5年生存率极低。

事实上，2017年已有相关研究证实，牙周病致病菌会作用于胰腺癌的发生和发展。

随着牙周病的发展，牙龈会变得容易出血，那么口腔内的细菌也会更容易随血液循环进入胰腺，以及身体的其他部位。

当然，人体具有免疫功能，血液中的细菌不可能无止境地增殖。但是如果体内一直发炎，就意味着身体一直处于受损状态。对于人体而言，这无疑是一种伤害。

> **让牙齿活到100岁的要点**
>
> 胰腺癌很难被发现，因此预防至关重要。可能诱发胰腺癌的因素越少越好，请先从治疗牙周病开始吧。

类风湿关节炎

【联合会诊】口腔科↔风湿免疫科

我曾有一位常年受类风湿关节炎折磨的患者，在接受根管治疗的2周后，就不再需要服用类固醇类药物了，血液检查结果也恢复了正常值。

除此之外，还有进行口腔治疗半年后，关节疼痛消失的案例。由此可见，看似无关的两种疾病，实则可能有密切的关系。

> **! 让牙齿活到100岁的要点**
>
> 不要妄下断论，认为"风湿病和口腔疾病无关"。请将自己的情况如实告知口腔医生。

贝赫切特综合征

【联合会诊】口腔科↔内科、眼科

贝赫切特综合征也被称为"白塞病",是一种慢性的、**复发性的多系统炎症性疾病**。

它难以被治愈,主要临床表现为口腔溃疡、外阴部溃疡、皮肤病变、葡萄膜炎、关节炎和血管炎等。致病原因尚不明确,可能与遗传因素和病原体感染等有关。

贝赫切特综合征患者在拔完牙后的1~2天,经常会出现葡萄膜炎或视力下降的症状。这是牙周病致病菌进入血液引起的。牙周病越严重,症状就越严重。可以毫不夸张地说,口腔的卫生状况决定着此类患者是否会失明。

> **! 让牙齿活到100岁的要点**
>
> 口腔科和内科、眼科的医生进行联合会诊是最理想的。只有保持口腔清洁卫生,并提前做好准备,才可以相对安全地拔牙。为此,请将自己的病情如实告知医生。

丙型病毒性肝炎

【联合会诊】口腔科↔内科

丙型病毒性肝炎（以下简称"丙型肝炎"）主要是通过血液传播的。只要伤口不接触感染者的血液，就完全可以预防。但丙型肝炎可能会发展为慢性肝炎，再进一步发展为肝硬化、肝细胞癌和肝脏衰竭，并且不可逆。然而，目前还没有可以完全治愈肝硬化的药物。

有研究表明，丙型肝炎和一种叫作**口腔扁平苔藓**的口腔疾病有关。口腔扁平苔藓是一种癌前病变，形成原因尚不明确，可能是由金属过敏、压力大、内分泌失调、免疫异常、药物等引起的。感染丙型肝炎的口腔扁平苔藓患者需要接受全身体检，为此，口腔科医生必须和肝病科医生会诊，可能还需要和皮肤科医生会诊。

怎么样？你是不是也很惊讶？原来和口腔有关的疾病竟然有这么多。从某种意义上来说这也是理所当然的，毕竟口腔是身体的一部分，是消化道的入口。

还有很多疾病需要各科医生和口腔医生联合会诊，但是现在双方相互合作的体制还不健全。希望各科医生和口腔医生携手治疗的时代快点到来。

第 3 章

关于治疗
如何呵护治疗过的牙齿？

本章的主题是"治疗"。我将会详细地讲解该如何呵护治疗过的牙齿。

我会以问答的形式解答有关修复体、根管治疗（牙髓治疗）等大家关心的问题。

牙齿修复体

口腔取模材料有很多种类,有什么不一样吗?
可以先了解各种材料的特点,再结合自己的需求选择合适的。

大家对"补牙"这个词应该并不陌生吧。

简单来讲,补牙就是使用人造物质修复牙齿缺损,以恢复其功能和外形的方法。

进行补牙治疗时,有时需要制作牙齿的模型,因此要进行口腔取模。口腔取模根据材料可分为以下几种。

最具代表性的是"**琼脂+藻酸盐**"的联合取模材料。这种材料的优点是便宜。缺点是容易变形,不持久,精度也不太高,不能精确地反映牙齿的状态。

另一种取模材料是**硅橡胶**。硅橡胶是一种高精度的橡胶,也常用来制作生物材料。这种材料的优点是精度高,具有较好的抗老化性能。因此,如果你想做一副好的牙模,硅橡胶肯定是不二选择。不过硅橡胶也有缺点,那就是凝固时间长。

现在,运用计算机进行取模的"**数字化口腔取模**"技术正受到全世界的关注。这种技术越来越普及,简单来讲,就是通过扫描来获取口腔模型。

传统的取模是将取模材料调拌后放入口中,等其凝固后取出。但数字化口腔取模是使用3D扫描仪对患者的口腔内部进行扫描，获取3D数字模型，然后再根据数据制作修复体。不过，根据牙齿的情况，有时选择硅橡胶的取模材料会更好。

牙齿修复体

补牙材料有很多种，该如何选择呢？各种材料有哪些优缺点呢？

和以前相比，现在可选择的材料更多了。下文将介绍银汞合金、陶瓷等材料的特征。

下面按照材质介绍一些常用的补牙材料，以及它们的优缺点，请参考。

	优点	缺点
复合树脂	·有时无须取模，治疗1次即可 ·打磨牙齿的量比较少 ·颜色与真牙接近，不显眼 ·比较柔软，对周围组织无明显刺激 ·和牙齿组织之间的粘接效果比较好	·容易变色 ·容易磨损 ·强度弱，不适用于大面积修复 ·耐水性差
银汞合金	·价格相对低 ·比较耐用，强度也高	·颜色不美观 ·材质坚硬，容易影响周围的牙齿 ·容易引起金属过敏 ·可能会导致色素沉着，引起牙齿或牙龈变色 ·不耐脏，可能增加牙周病患病风险
金合金	·硬度接近真牙，精度高 ·比较耐用，强度也高 ·可以用于很多部位 ·通常不会导致金属过敏	·价格高 ·颜色是金黄色，不美观

续表

	优点	缺点
陶瓷	·非常美观 ·不容易沾染污垢 ·硬度接近真牙，不会影响周围的牙齿 ·状态最接近原本的牙齿	·价格高 ·受力不均的话，容易断裂或脱落 ·需要在牙齿上磨出一个比较深的窝洞
二氧化锆	·外观平坦白皙 ·比起陶瓷材料，价格更低 ·不易损坏	·价格稍高 ·比真牙硬，咬合的时候需要小心

牙齿修复体

从耐用性、外观和费用3个方面将补牙材料进行排序，具体结果如下。

❶ 耐用最重要

·陶瓷
·二氧化锆　→　外观越白越好　→　YES　·陶瓷
·金合金　　　　　　　　　　　　　　　（兼具功能性和美观性）
　　　　　　　　　　　　　　　　　　·二氧化锆
　　　　　　　　　　　　　　　　　　（费用低，外观也比较白）
　　　　　　　　　　　　　　　→　NO　·金合金

❷ 美观最重要

·陶瓷（最美观）　　　　贵
·二氧化锆（比较美观）　↕
·复合树脂（不太美观）　便宜

❸ 想尽可能减少短期费用

·银汞合金　→　不太美观　→　YES　·复合树脂

143

不同的牙齿部位对材料的要求也是不同的。不妨先了解各种材料的优缺点，根据自身牙齿和牙周的状态，以及外观和预算，选择最佳的治疗方法。我想强调一点：**选择没有正确与错误之分**。只要是适合自己的治疗方法，就是可行的。

龋齿治好后，就不会再次龋坏了吗？
并非如此，龋坏的风险反而更高了。

也许有人觉得顺利结束牙齿的治疗，装上人造冠后，就不会再长龋齿了。也有人会觉得装上人造冠之后，牙齿比以前更坚固了。但很遗憾，这些想法都是错误的。

长过龋齿的牙齿，再次龋坏的风险是很高的。

毋庸置疑，在完全健康的口腔环境中是很难长龋齿的。如果长了龋齿，就说明肯定存在**某种容易造成龋齿的因素**，比如，牙列不齐、刷牙方式不对等。人造冠等人造物质安装上去之后，必然会和周围的原生牙齿形成缝隙。缝隙处很容易堆积污垢，并且刷牙时很难刷到。因此，如果不细致地刷牙，致龋菌就会通过缝隙深入人造冠内部。

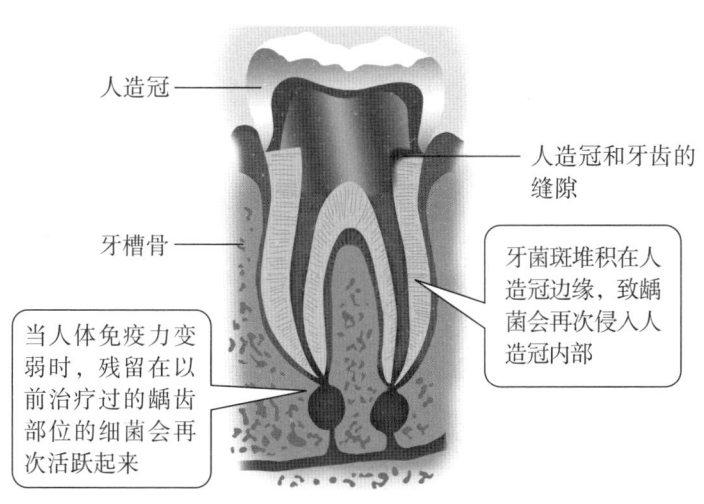

人造冠

人造冠和牙齿的缝隙

牙槽骨

牙菌斑堆积在人造冠边缘，致龋菌会再次侵入人造冠内部

当人体免疫力变弱时，残留在以前治疗过的龋齿部位的细菌会再次活跃起来

牙齿修复体

　　发生在人造冠内部的龋坏从外部观察不到,很难被发现。如果不去口腔医院定期检查牙齿,或拍摄X线片查看口腔内的情况,那么等到发现时,龋齿就可能已经发展到了牙本质深层。此时,就不得不拔牙了。为了防止这种情况发生,口腔治疗结束后也必须定期检查牙齿的情况,同时也要做好每天的护理工作。

> **！ 让牙齿活到100岁的要点**
>
> 　　为了防止致龋菌在人造冠内部增殖,口腔治疗结束后,也请定期去医院接受检查。

牙齿修复体（充填体和嵌体等）会老化。这是真的吗？

每次进食都会给牙齿修复体造成负担。长此以往，发生老化是必然的。

牙齿修复体的老化是不可避免的。因为口腔中的环境非常恶劣，湿度高达100%，而且每次进食，牙齿都会受到几百次超过10 kg的压力冲击。

牙齿修复体会有磨损，有可能造成牙齿之间出现缝隙。为了防止治疗过的牙齿再次龋坏，除了积极预防之外，密切观察也至关重要。

要想延长治疗后的牙齿的寿命，让所有牙齿都活到100岁，必须做到以下2点。

---

①不要让牙菌斑等污垢长期残留在修复体周围。

②一旦牙齿出现问题，立即去医院。

另外，如果有磨牙的习惯，牙齿修复体及其周围的牙齿就很容易受伤。我建议这类人睡觉时佩戴防磨牙的牙套。

去除牙髓的龋齿再次龋坏时，是不伴随疼痛的，因此很难被发现。那么，进行更加严密的定期检查就很有必要。

牙齿修复体

　　治疗后的牙齿能维持多久，不仅受个体差异的影响，还和牙齿的状态息息相关，因此不能一概而论。

　　既然要治疗，那么口腔医生自然会竭尽全力地延长牙齿的寿命。

> **❗ 让牙齿活到100岁的要点**
>
> 　　没有时间接受长期的牙齿治疗时，也可以暂时进行阶段性的治疗，即先进行保守治疗，以后再解决根本问题。

什么是复合树脂补牙？

复合树脂补牙是一种利用复合树脂对牙齿缺损部位进行修复的方式。使用得当的话，这种材料就是打造"健康口腔"的最佳材料。下文会介绍它的优缺点。

什么情况下最适合使用**复合树脂**呢？

治疗龋齿时，必须先清除牙齿损坏的部分。如果能将清除面积减少到最小，患者的担忧就能减少很多吧。

复合树脂的优点就在于此。在补牙过程中，有时为了取模，会过度地打磨牙齿来修整牙齿的形状。但使用复合树脂补牙，只需打磨龋坏的部分，即可进行修复。而为了尽可能延长牙齿的寿命，打磨牙齿的量自然是越少越好。

复合树脂补牙的另一个优点是大部分患者当天即可完成治疗，最大程度地减少了患者去医院看病的负担。使用金属或陶瓷材料补牙，首先需要打磨并扩大窝洞来取模，然后过几天才能去医院安装。

在牙齿表面涂布粘接剂后，复合树脂材料直接和牙齿粘合，几乎可以达到和牙齿合为一体的效果。这也是复合树脂的优点之一。除此之外，陶瓷材质也拥有相同的特点。

但是，这种粘接技术对环境要求很高。进行粘接处理时，最怕的是遇到水分。比如，牙齿接触到血液或唾液后，就无法很好地和材料粘合了。因此，修复牙龈边缘处的牙齿部位或牙周病比较严重、出血较多时，复合树脂和牙齿就无法粘合。

除此之外，呼吸时口腔内的水分也会影响粘合。因此，为了让牙齿和复合树脂能够紧密地粘合在一起，治疗时最好使用"橡皮障"（也叫"隔湿橡皮障"），单独将需要治疗的牙齿和唾液隔离开。

橡皮障

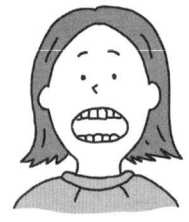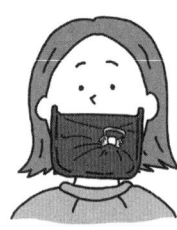

橡皮障是一种橡胶材质的薄膜，常用于口腔治疗。它可以将牙齿和口腔隔离开，防止唾液等的侵入，让治疗能在无菌状态下进行

随着粘接技术的飞速发展，复合树脂在口腔中的应用越来越广。从龋齿修复，到修复、美化缺损严重的牙齿，再到费用昂贵的美学修复，复合树脂的应用范围正在不断地扩大。

一般的治疗流程是先将牙齿被细菌侵蚀的部分打磨，然后在牙齿表面涂布粘接剂。接着，用和牙齿颜色相似的复合树脂进行修复。如果是精度更高的治疗，就会使用多种颜色的复合树脂,一层一层地进行充填。轻度龋齿的治疗大约需要10分钟。复杂一点的治疗可能需要1小时左右。但是,不管怎样,对于患者而言,当天就能结束治疗这一点应该十分方便。

使用复合树脂的治疗案例

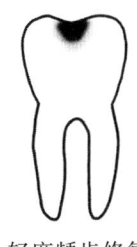
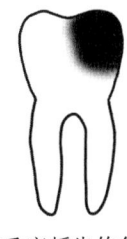
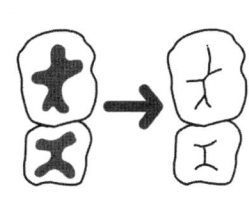

轻度龋齿修复　　重度龋齿修复　　　　磨牙美白

　　除了补牙之外,复合树脂还可以涂在牙齿表面,改变牙齿的颜色。
　　复合树脂的缺点是容易磨损、变色。但反过来说,它修复起来也比较简单。如果表面出现变色,可以通过打磨、抛光等将变色的部分去掉;如果出现缺损,也能立即修复。可以在定期检查口腔时,确认治疗后的情况,及时进行修补。

牙齿修复体

> **! 让牙齿活到100岁的要点**

复合树脂的总结

【优点】

· 有时无须取模，当天即可完成治疗。

· 打磨牙齿的量比较少。

· 外观与真牙接近。

【缺点】

· 容易老化。

· 粘接时需要高超的技术。

· 不适用于面积太大的修复。

龋齿发展到一定阶段后，就需要去除牙髓了。什么是牙髓治疗呢？

简单来说就是将牙齿内部受到细菌感染的牙髓去除，再进行清洁和消毒。

根管治疗

牙腔中有富含神经和血管的组织，我们称其为"牙髓"，当龋齿发展到牙髓时，牙髓就会在细菌的作用下发生炎症，让人感到疼痛。牙髓炎若未及时治疗，大概率会坏死。另外，龋齿面积太大会导致牙髓外露。出现这种情况，为了预防牙髓发炎，也建议去除牙髓。

除了龋齿之外，牙齿破损或受到外伤时，也可能需要去除牙髓。

炎症不仅会引起牙齿疼痛，还会扩大到牙根周围的组织，导致牙龈肿大，因此最好及时进行处理。去除牙髓的治疗方法叫作"根管治疗"，又称"牙髓治疗"，也就是我们常听到的"杀神经"。

接下来，大家可以对照下一页的图，了解根管治疗的具体步骤。

牙髓受到细菌感染坏死后，牙齿根部的"根尖"就会化脓（①），需要去除牙髓（②）。使用药物清洗空了的牙腔，并进行消毒（③）。消完毒后，为了防止再次感染，会将药物封入牙齿中，并装上暂时冠（④）。之后，在确认内部已经没有炎症的情况下，再用充填材料（通常使用橡胶状的天然或合成材料）将根管充填密实（⑤）。充填结束后，进行封闭，然后再用正式人造冠进行修复（⑥）。

根管治疗

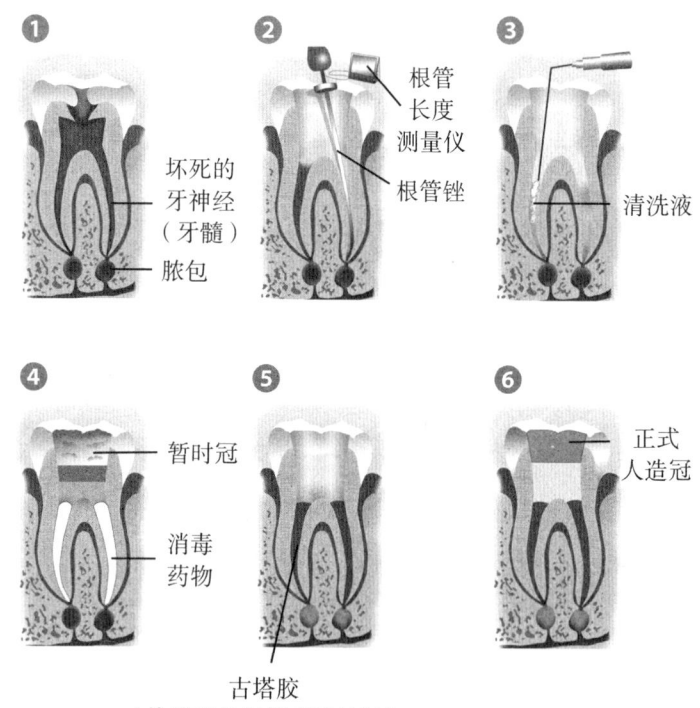

古塔胶
（橡胶状的根管充填材料）

　　根管治疗是一项难度很高的牙科手术。每个患者根管的形状、分支等都是不同的。治疗时，医生需要使用专用的器具将里面清理干净。但根管系统非常复杂，将根管清理干净并不容易。

口腔医生能做的只是尽可能地将分根管清理干净，然后再用药物进行消毒。如果细菌进入根管的细小分支，会怎么样呢？答案是容易发展为"顽固性感染"，即无论治疗多少次，都无法完全消除疼痛。因此，在进行根管治疗时，防止细菌深入根管内至关重要。

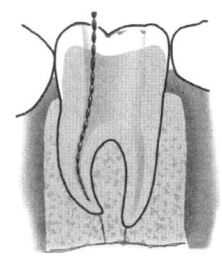

牙根如果是弯曲的，根管治疗将变得异常困难

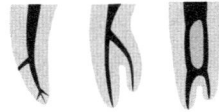

根管系统如果非常复杂，根管治疗将变得异常困难

遗憾的是，从接受根管治疗的那一刻起，牙齿的寿命就注定会缩短。在进行根管治疗时，会打磨牙管内壁。治疗结束后，为了制作人造冠，会再一次打磨牙齿。因此，根管治疗会给牙齿和口腔增加不小的负担。

综上所述，如果可以，最好不要进行根管治疗。但是，如果不做根管治疗实在是疼，那就不得不做。口腔医生也会尽可能为患者保留每一颗牙齿，不随便做根管治疗。因此，一旦发生龋齿，请大家尽早就医。

患者的免疫力也是一个很重要的因素。炎症有时会在身体免疫力的作用下减轻或消失。当人体免疫力下降时，伤口愈合速度也会变慢。拥有基础疾病的老年人治疗牙齿后恢复慢就是这个原因。

一般来说，去除牙髓后，疼痛并不会当天就消失，而是慢慢地缓解。

在极少数情况下，治疗过的牙髓会再次发炎。如果经过一次治疗后，症状有所缓解，但炎症再次复发，就说明某个地方肯定出问题了。二次治疗的难度会更高。去除牙髓后，只要炎症不是发展得很厉害，患者甚至感觉不到疼痛，这就导致病情发现时间变晚。为了避免这种情况发生，请重视平时的自我护理，谨记早发现、早治疗。

听说根管治疗难度比较大，那在治疗过程中要注意些什么？

要注意预防细菌感染。

根管治疗需要在无菌条件下进行。为此，需要做到以下2点。

---

①防止唾液和细菌侵入根管。

②使用经过消毒灭菌处理的器械。

---

①防止唾液和细菌侵入根管

可以说，在进行根管治疗时，口腔医生一直在与细菌作斗争。当然，这是一场肉眼不可见的战争。尽量不让隐形的敌人侵入正在治疗的根管至关重要。

为此，在治疗过程中，口腔医生经常会使用一种叫"**橡皮障**"的用具。

我在第150页也介绍过，橡皮障是一种橡胶薄膜，在治疗牙齿时，能够将需要治疗的牙齿和口腔环境隔离开，防止口腔中的唾液流入口腔医生的操作区域内。固定橡皮障后，患者虽然看上去好像不太舒服，但其实嘴巴可以借助橡胶的力量张到最大，从而给口腔医生提供更大的操作空间，患者本身也不会感到过度不适。

②使用经过消毒灭菌处理的器械

如果用来清洁根管的器械不干净,那么即便进行了清洁操作,根管也不会真正变干净。因此,治疗时,最好**使用一次性器具,用完就扔掉**。如果是重复使用的器具,就需要先经过消毒灭菌处理后再使用。

为什么医生在治疗牙齿时会使用显微镜？
显微镜可以将视野放大几倍到几十倍，帮助医生更精准地观察、治疗患部。

大家听说过口腔显微镜吗？简单来讲，就是口腔科专用的显微镜。心脏外科、脑外科、眼科等医疗领域进行手术时，都会使用显微镜。它可以帮助医生清晰观察到肉眼无法看到的细微结构，因此近年来，越来越多的口腔医院也开始引进口腔显微镜了。

在口腔治疗领域，使用显微镜最多的是根管治疗。它可以帮助医生清洁牙齿深处的细微部位。根管又细又窄，有的分支甚至不到1 mm。有了显微镜后，医生就可以轻松找到它们，并进行清洁。

通过放大视野，医生还可以将打磨牙齿的量减少到最小程度。另外，随着口腔医疗技术的发展，显微镜的应用范围也在不断扩大。比如，磨牙或咬牙会导致牙齿出现肉眼不可见的细小裂纹（牙隐裂）。而有了显微镜，这些微小的损伤就无所遁形了。

除此之外，医生也可以使用显微镜来精准地去除牙结石，或检查人造冠是否贴合，以及在口腔取模前检查龋齿的打磨是否还有遗漏。在有些需要切开牙龈的外科手术中，也引进了显微镜。

显微镜的优点不仅限于能够捕捉到细小部位这一点，它还可以将口腔中的情况清晰地呈现在显示屏上，口腔医生能够一边给患者展示口腔内部情况，一边进行讲解。这样做能够帮助患者消除内心的不安，提高他们的自我护理意识。因此，口腔显微镜也是口腔医生和患者交流沟通的有效工具。

治疗顺利结束了，但还是感觉牙疼，这是为什么呢？

治疗结束后，可能会暂时性地出现疼痛感或不适感，可以先观察。

进行牙齿治疗时，不可避免地会磨除或切除一部分牙齿。因感染或切除牙齿而受伤的牙周组织，需要一段时间才能恢复。因此治疗结束后，可能还会感觉到牙齿疼痛或酸痛。但是大多数时候，这些症状都会逐渐消失。

有时候治疗明明没有涉及牙髓，但治疗结束之后，还是会感觉牙疼。这是因为打磨时产生的振动和热度不可避免地传到了牙神经（打磨时，为了减少对牙齿和牙神经的伤害，会用水冲洗牙齿），因此，等麻醉药效消退过后，就会感觉有点刺痛。如果你没有进行根管治疗，但治疗后有疼痛感，不妨先观察一段时间。

最坚固的自然是原生牙齿。 治疗规模越大，牙齿的寿命就越短。随着治疗次数的增加，修复体会越来越大。与此相对，牙齿会越来越脆弱。

牙髓的去除、打磨牙齿时产生的振动、侵入牙齿内部的细菌等，都会给神经造成刺激，从而产生痛感。要让它平复下来，需要一段时间。

有的人会感觉刺痛，有的人会在咬合时感觉疼痛。疼痛持续的时间也因人而异。有的人两三天后疼痛就会消

牙齿治疗后的疼痛

失,而有的人的疼痛感会持续数月。

　　术后有疼痛感时,请不要过度使用治疗过的牙齿,也不要吃过冷和过热的食物,以免给牙齿造成刺激。如果感觉牙疼得厉害,可以在医生的指导下服用止痛药。

治疗龋齿后,咬合时有异物感,该怎么办呢?

牙齿非常敏感,即便咬合相差0.01 mm 都会有异物感。大部分情况下,异物感只是暂时性的,如果持续很久,就建议去医院复诊。

说到0.01 mm,大家可能很难想象这个概念。在用餐过程中,当你正常咀嚼食物时,你突然感觉口中有异物,然后从口中拉出了一根头发。你有过这种经历吗?头发的直径大约是0.025 mm,也就是25 μm(微米)。这意味着,我们的口腔可以辨别出不到头发直径一半大小的异物。

在治疗龋齿的过程中,医生会对牙齿进行打磨、取模,然后制作修复体。修复体明明是严格按照模型的尺寸来制作的,咬合时却还是有异物感。

这是因为咬合是通过所有牙齿均衡施力来调节的。因此,哪怕只有一颗牙齿发生了微小的变化,也会破坏整体的平衡。

另外,如果反复进行牙齿的局部治疗,咬合就可能会以微米为单位滚雪球式地不断发生错位。

千万不可小看牙齿的咬合。感到咬合不适但没有积极治疗,下颌就会更加用力,可能导致下颌疼痛,或引发颞下颌关节紊乱综合征、头痛、肩颈酸痛等。

咬合出现问题后,用餐时往往容易只使用单侧进行咀嚼。这样一来,左右两侧的面部肌肉就会不一样厚,导致脸部不对称。

不过，治疗后的牙齿处于敏感状态，就算修复体的尺寸没有问题，也可能会暂时感到不适。如果是这种情况，不妨先观察一段时间，后面症状会慢慢消失。

那么，如果咬合已经发生错位，该如何治疗呢？不能因为咬合有问题，就简单地打磨牙齿。因为打磨是不可逆的。

为了找到咬合错位的原因，医生会使用一种类似于牙套的装置（**隐形牙套**），一般需要佩戴24小时。这是一种可以重新调整咬合的装置，有助于缓解下颌的僵硬。医生会让患者放松下颌，找到感觉咬合舒服的位置后，再一点一点进行调节。口腔医生要做的并不是决定患者咬合的位置，而是确保牙齿修复体适应患者的习惯，让患者在咬合时感觉舒适。

> **！ 让牙齿活到100岁的要点**
>
> 肩颈酸痛、头痛等症状说不定是咬合错位引起的。为了能够健康地活到100岁，建议让口腔医生检查一下自己的咬合是否正常。

专栏 8
牙齿治疗期间的优质饮食

大家在牙齿治疗期间,会食用什么样的食物呢?

都说"细嚼慢咽有益于身体健康"。确实,细嚼慢咽可以促进唾液的分泌,增强胃肠蠕动,激活大脑,缓解压力,对健康有很多好处。

但是,在治疗牙齿的过程中,有些时候是不建议频繁咀嚼的,比如进行牙龈切除术等外科手术后安装了过渡性义齿或调整可摘义齿期间,以及刚刚植入种植义齿后。这些时候,都不建议用力咀嚼。

【最好不要用力咀嚼的时期】
☐ 刚做完口腔外科手术后。
☐ 安装了过渡性义齿时。
☐ 刚刚种植义齿后。
☐ 刚开始佩戴新的义齿时。
☐ 根管治疗期间。

做完口腔外科手术后的1周内,伤口很容易裂开。用力咀嚼可能会导致伤口愈合缓慢。此时,建议食用流食,如粥或汤等。同时,需要避免摄入酱油、香辛料、强酸性的食物。这些食物可能会造成严重的酸痛感,请尽量不吃。不建议饮酒。另外,建议食用少盐的食物。

安装过渡性义齿的人，也需要注意饮食，因为用力咀嚼容易导致义齿脱落。为了让过渡性义齿方便取下来，安装时使用的是黏着性较弱的材料。因此请尽量避免食用硬面包、鱿鱼干等需要用力撕咬、咀嚼的食物。口香糖、软糖、奶糖等有黏性的食物也容易附着在牙齿上，导致过渡性义齿脱落。

种植义齿后的1个月，是种植体和骨组织的融合期，牙齿非常敏感、脆弱。这个时期如果给义齿施加压力，可能会妨碍它和骨组织的融合。因此，为了让义齿和骨组织能够充分融合，在这1个月内，请用另一侧的牙齿咀嚼。

佩戴新的可摘义齿后的调整期间也要注意。为了尽快适应新的可摘义齿，刚开始佩戴的1~2周内，建议食用不太需要咀嚼的食物。可以一点一点地使用支撑义齿的脸颊肌肉，花1个月左右的时间来逐渐适应新的可摘义齿。

根管治疗期间也要小心。此时给予牙齿刺激，可能会影响治疗效果。大多数时候，为了避免在治疗期间咀嚼产生的刺激传到牙根，医生会特意降低问题牙齿的咬合点高度。因此，一般来说只要不啃咬太硬的食物，就没什么问题。不过也要小心，稍有不慎，可能就会产生剧痛。

觉得做饭麻烦的人，可以购买软罐头食品或果冻等食用。不过，需要注意的是，这类偏软的食物会让饮食中的碳水化合物偏多，导致维生素、矿物质、膳食纤维的摄取量不足。去外面用餐也一样。

为了维持体力，也为了自己的健康，请在治疗期间尽量保持营养均衡的饮食。

过渡性义齿有哪些种类？应该选择哪一种？
过渡性义齿是一种暂时修复体。

大家听说过"暂时修复体"这个词吗？

暂时修复体的制作可以分为直接制作和间接制作。和口腔医生在患者旁边直接快速制作的暂时修复体不同，由专业的技工通过模型间接制作的暂时修复体，精密度很高。

简单来讲，间接制作的暂时修复体就是一种"**很厉害的临时假牙**"。因为是技工制作的，所以暂时修复体的形状和真牙几乎一模一样，而且强度高，表面光滑。

如果治疗周期长，担心口腔医生当场直接制作的临时假牙强度不够，或者治疗范围涉及整个口腔，要对咬合等进行很大的改造，又或者想要制作更加精密、美观的门牙，就建议使用间接制作的修复体。

这种修复体可以更加精准地和基牙融合，也可以一边调节咬合一边和其他牙齿进行磨合。

试想一下，如果装上最终的人造冠后发现很难清洁，无法顺利地进行自我护理，那就得不偿失了。暂时修复体可以用来模拟最终的结果，帮助医生和技工根据患者需要及时调整最终的义齿，提高患者自我护理的质量。

相较于制作可摘义齿，植入种植义齿的过程更为复杂。因此，建议使用过渡性义齿模拟牙齿的形状，等确认没问题后，再使用最终的义齿。

牙周外科治疗

为了治疗牙周病，医生说需要进行牙周外科治疗。牙周外科治疗是什么？

这是治疗牙周病的终极手段，是一种外科治疗方法。

你可能对"牙周外科治疗"这个词有点陌生，可以把它理解为治疗牙周病的最终手段。很多人都患有牙周病，但牙周病早期基本没有自觉症状，这是最令人头疼的地方。如果去医院定期检查时早早发现，并在情况恶化前进行治疗，就可以通过改善刷牙方式和去除牙结石来消除炎症，这叫作"牙周基础治疗"。如果经过基础治疗之后，炎症依旧没有消失，可以考虑两种原因。

一种是**牙列不齐、嵌体或人造冠不匹配、牙龈脆弱**等。这类患者可以根据自己的情况，去医院进行相应的治疗：牙列不齐的患者建议接受刷牙指导和牙齿矫正；嵌体或人造冠不匹配的患者建议重新制作修复体；牙龈脆弱的患者建议使用专用牙刷，并掌握正确的刷牙方法。

另一种是**牙周病恶化引发的炎症导致牙槽骨吸收，龈沟变深（重度牙周病）**。牙根的形状非常复杂，有些地方清洁工具可能够不到，导致污垢等无法彻底被清除。这时，就需要进行**牙周外科治疗**了。

牙周外科治疗只在必要的时候，对必要的部位进行。

比如清洁牙周袋时，当牙周袋超过一定的深度后，无论技术多么高超的口腔医生，也无法将其完全清洁干净。而在牙周外科治疗中，为了去除堆积在深牙周袋内的污垢，口腔医生会切开牙龈，将黏着在牙根上的牙菌斑、牙结石等彻底清除，再进行缝合，让牙龈恢复原样。

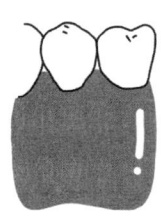 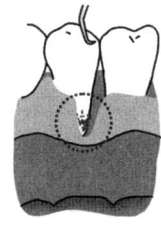 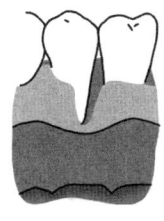 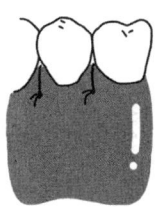

治疗前　　　切开牙龈，确认　　去除污垢，修整　　缝合牙龈
　　　　　　污垢位置　　　　牙槽骨外形

如果发生牙槽骨吸收，可以通过引导性组织再生术来改善骨骼的凹陷。近年来，这项技术得到了快速的发展，它可以帮助牙周组织再生，让松动的牙齿重新稳固。那么，是不是所有牙齿都适用于这种方法呢？以现状来看，如果骨质流失太严重，那么即便采用引导性组织再生术，也不会有很大的效果。适用与否取决于问题牙齿所处的牙周病阶段，请咨询口腔医生。

另外，正在考虑种植义齿的患者，必须先治好牙周病。种植义齿不会龋坏，但是会和原生牙齿一样患牙周病。在植入种植义齿前,如果不先治疗牙周病,并且种植义齿周围的牙齿上已经沾染了牙菌斑或牙结石,那么种植义齿也可能会患牙周病。一旦发生牙周病,骨质流失,就很难再痊愈。因此,考虑种植义齿的人一定要先治疗牙周病。

最后,如果患有骨质疏松症等疾病,那么一定要在接受牙周外科治疗前,将正在服用的药物告知医生。就诊时携带好服药记录,就万无一失了。吸烟会大大影响牙周病的治疗效果,建议患者尽量戒烟。

为了让患者安心接受手术,口腔医生会就手术内容、手术风险、术前和术后的注意事项等做详细的说明。如果有任何问题,请尽量在手术前解决。

第 4 章

关于修复
牙齿缺失后,该如何修复?

本章的主题是"牙齿修复"。"牙齿修复体"指用来修复缺失牙齿的人造材料,比如可摘义齿、固定义齿、种植义齿、牙齿充填体等。

本章会介绍有关牙齿修复的知识点。

明明牙齿不疼,为什么医生建议拔牙?

被要求拔牙的确很难接受。下面介绍必须要拔牙的4种情况。

如果不明白医生为什么建议拔牙,心里就会感到不安。下面我将逐一介绍必须拔牙的4种情况。

①牙周病

据统计,目前占据拔牙原因榜首的是牙周病。

牙周病引发的炎症扩散到牙周组织后,会导致牙槽骨吸收。骨质流失到一定程度后,牙槽骨就无法支撑牙齿,使牙齿松动。此时,患者会出现进食时牙疼,或者咀嚼困难的情况。严重时,牙周病还可能导致营养不良,或者因为一直不使用疼痛的牙齿,过度使用其他牙齿而带来的伤害。口腔医生了解牙周病的整个发展过程,因此很多时候会建议患者拔牙。

②龋齿

发生龋齿后,人会感觉牙齿疼痛,或感觉牙酸。但是到了末期,患者也可能感觉不到疼痛。

发展到重度龋齿后,牙齿就连戴上人造冠进行咬合这种寻常的压力都无法承受。如果强行在牙根残留较少的部位进行补救,就可能会导致牙齿断裂,一咬就疼,甚至人造冠脱落，不得不紧急就医。最后，当牙齿变得残破不堪时，就连刷牙也难以进行。不仅如此，牙龈还会肿痛，散发异味。在这种情况下，口腔医生一般都会建议拔牙。

③牙齿折裂

这种情况多见于咬合力较大的男性。治疗次数越多，残留较少的牙齿就越容易折裂。但是，这种情况往往很难通过肉眼发现，建议去医院拍摄X线片，让医生检查牙齿是否有开裂。不过，有时候只通过X线片也很难发现。

牙齿折裂发生后，细菌就会从开裂的部位侵入，导致牙龈发炎。牙齿一咬就疼、散发异味等不适症状会持续出现，因此医生一般都会建议拔牙。

④埋伏牙

这种情况多见于智齿和下排的门牙，大多数时候没有直接症状。

如果放任不管，埋伏牙不仅有可能龋坏或发生牙周病，还会影响旁边的牙齿，非常麻烦。等到出现症状再去拔牙时，损伤很可能已经扩大。因此，这种情况，医生一般会建议尽早拔牙。

牙齿治疗期间，暂时不能去医院可以吗？

我想说"绝对不行"。不过你肯定有不得已的理由吧。无论如何，请尽快去医院继续进行治疗。

治疗中的牙齿非常脆弱。

暂时冠和过渡性义齿都无法维持几个月。如果牙齿在治疗期间被放任不管，龋齿就会恶化，还会因为难以清洁而导致牙周病恶化。最糟糕的是，牙齿的状态可能会比治疗前还差，导致牙齿无法保留下来，最后不得不拔掉。

正在进行龋齿治疗、根管治疗，或做口腔取模后安装了暂时冠的牙齿，是最脆弱的。因此，请一定要尽快去医院继续进行治疗。

另外，如果正在治疗的牙齿暂时冠脱落，或者嵌体脱落，也请尽快去医院。失去了暂时冠或嵌体的牙齿和旁边的牙齿，以及和它相互咬合的牙齿之间的位置关系容易发生变化。如果脱落后一周内不做任何处理，好不容易做出来的口腔印模可能会因为位置变化而不得不重做，脱落的修复体也可能无法再使用。

虽然知道有些情况不得不拔牙，但该如何预防呢？其实也没必要过度恐慌。不妨先了解拔牙的原因，然后再采取预防措施。

每个人都会因为失去牙齿而大受打击。失去牙齿难免会让人感到悲伤失落，但除此之外，还有一些必须要面对的现实情况，比如再也无法食用某些曾经特别喜欢的食物，还有昂贵的治疗费用。

我在第1章中也提到过，导致牙齿缺失的原因主要是牙周病、龋齿和牙齿折裂（牙齿断裂或有裂缝等）。

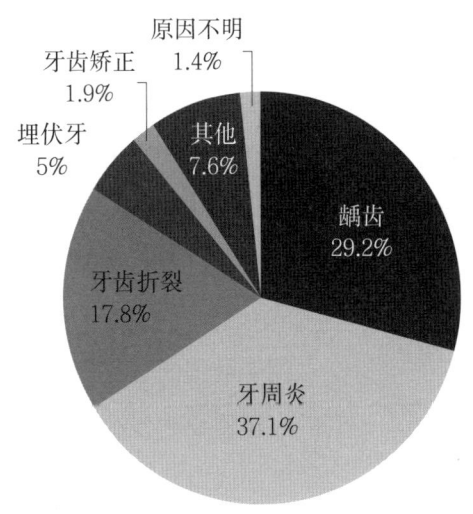

第2次恒牙拔除的原因调查（日本"8020"牙齿保护计划）

拔牙与智齿

随着年龄的增长，牙齿缺失的比率也在增加，而造成牙齿缺失的最大原因就是**牙周病**。牙齿折裂的比率也呈微增长的趋势。而每个年龄段都比较多的是由**龋齿**导致的拔牙。另外，在年轻人中，还有由矫正和埋伏牙（智齿等没有长出来的牙齿）等导致的拔牙。

牙齿经过根管治疗去除牙髓后，强度会变低。此时，如果给牙齿施加很大的压力，就容易发生**折裂**。当牙齿裂成两半时，就不得不拔牙了。

除了去除牙髓的牙齿之外，还有一些牙齿的拔牙风险也比较高。例如，任凭龋齿发展的牙齿、戴人造冠的牙齿、牙周病越来越严重的牙齿等。支撑可摘义齿的牙齿也会承受较重的负担，也有需要拔去的可能。

大部分戴人造冠的牙齿都已经去除牙髓，受到了损伤，因此这类牙齿的寿命相对会比较短。另外，由于人造冠内部也有可能龋坏，所以必须去医院进行定期检查，密切观察牙齿的情况。

为了防止这些情况发生，我已经多次强调过，请定期去医院进行检查，并且要选择可以拍摄X线片、让口腔医生仔细检查的正规医院。除了细致的自我护理外，喜欢吃甜食的人和频繁吃零食的人还需要改善饮食习惯，吸烟者最好戒烟或少抽烟，经常磨牙或咬牙的人最好夜间佩戴防磨牙的牙套。

智齿是拔掉好还是保留好?
这取决于智齿的萌出方式和患者的口腔环境。

　　智齿是从前往后数的第8颗牙齿。众所周知,这是最后萌出的牙齿,通常在18~20岁开始萌出。但完全垂直萌出的智齿很罕见,大部分都是横向萌出的。据说尼安德特人时期,人类的智齿都是垂直萌出的,但现代人因为吃的食物比较软,下颌骨出现了退化。因此,大部分人的智齿都是斜着生长或水平埋伏在牙龈中的。

　　磨牙原本就是刷牙的盲区,容易出现清洁死角。智齿如果是垂直萌出的话,那还比较容易清洁。如果是斜向萌出且只露出头部的话,要想刷干净就很困难了。食物残渣或污垢很容易堆积在智齿和前面的牙之间,这就意味着这个部位很容易龋坏。

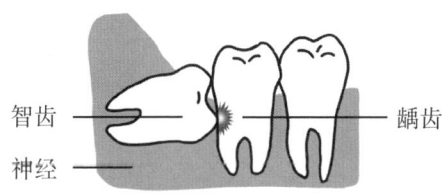

智齿和相邻的牙齿之间如果有牙菌斑堆积,就容易龋坏

这种状态下的智齿如果任其生长，那么等到将来某个时候，当你吃冰冷的食物时，它可能就会突然疼痛。如果与智齿相邻的牙齿的牙根深处出现了致龋菌，那么等到它进一步发展，引起剧烈疼痛的时候，就不得不将智齿拔除了。如果没有及时拔除，与智齿相邻的牙齿就会形成龋齿，甚至最后两颗牙都必须拔除。

另外，智齿因为无法刷干净，所以容易发生**牙周病**。严重时，牙龈不仅会肿胀，还会疼痛，甚至还会引起脸部浮肿。如果牙龈反反复复肿痛，那么除了拔除智齿之外，就没有根本性的解决方法了。

女性在妊娠期的激素水平会发生变化，导致牙周病的发展加快。而且因为孕吐等原因，刷牙也会变得困难。因此，在这段时期，孕妇的口腔环境会变得很差，智齿周围的牙龈也容易肿胀，并且此时能服用的药物也是有限的。因此，如有条件，建议备孕的时候就去医院拍摄X线片，确认牙齿的状态。如果智齿是垂直生长的，并且没有刷牙死角，能进行充分的护理，那就不用做任何处理。

保留智齿的好处是将来如果某颗牙齿需要拔掉，就可以将智齿移植过去，代替被拔掉的牙齿。虽然有限制条件，但这种方法可以代替种植义齿。

另外，下排的智齿如果是横向生长的，那么它的牙根距离下颌神经管的距离可能会比较近。这时，如果将其拔除,可能会造成神经损伤。智齿的大小、生长方向、深度等条件决定着手术的难易度。除了X线片之外,也可以通过拍摄CT,来清楚地把握牙齿的状况。总之,要不要拔牙,需要结合患者的现状综合考虑。

> **让牙齿活到100岁的要点**
>
> 年轻人拔牙的最大原因是"智齿疼"。如果只是拔除智齿,那还可以接受。如果连同前面相邻的牙都必须一起拔除,就有点可惜了。在20岁之前,请去医院做一次牙齿的全面检查,可以拍摄X线片,确认智齿的情况。

专栏 9

拔牙后,牙龈处于什么样的状态?
需要注意什么?

拔牙属于口腔外科治疗。拔除牙齿后,牙槽骨会外露,牙槽窝内会形成血凝块,逐渐形成牙龈组织。因此,在新的牙龈组织覆盖创伤表面之前,不可以触碰伤口。

拔牙后的状态大致如下。

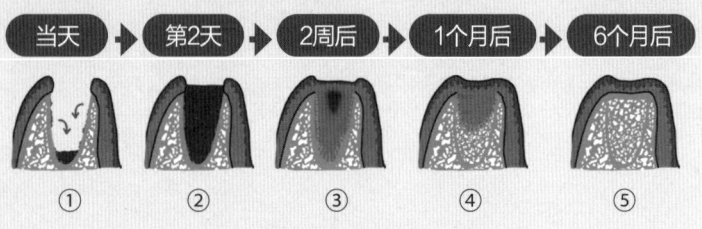

①拔除牙齿当天,牙槽骨会暴露在外面。血液从创伤处渗出来。

②第2天,血液凝固,在牙槽窝内形成胶状的血凝块。

③大约2周后,牙槽窝长平,下方的牙槽骨开始慢慢恢复。

④1个月后,牙龈恢复正常。新的骨组织正在形成。

⑤6个月后,形状虽然和拔牙前略有不同,但坚硬的下颌骨已经重建完成。

拔牙后，在日常生活中需要比平时稍微多注意一些，直到伤口恢复。

- **拔牙后30分钟内，咬紧纱布止血。**
  回家后如果血还没止住，请换一块纱布继续止血。
- **在麻醉药失效前，服用镇痛药。**
  不要忍耐，如果担心疼痛，请提前服药。
- **就算感觉口中不舒服，也不要碰触伤口或漱口。**
  牙槽骨外露，可能会有非常剧烈的疼痛感。不要漱口，轻含一小口水，让嘴巴湿润即可。
- **拔牙当天不要进行剧烈的运动或喝酒。**
  血液循环加快会导致伤口出血。因此，请不要泡澡、剧烈运动和饮酒。
- **拔牙当天不要刷牙。**
  从拔牙后第2天开始，轻轻刷牙。刷牙时，要避开伤口。
- **就算肿胀，也不能过度冰敷。**
  血液循环变差会影响伤口愈合。
- **不要食用易卡在伤口中的食物。**
  建议食用粥、汤等软食和流食。

拔牙后，伤口愈合需要一个漫长的过程。1个月后，如果症状基本消失，就可以进行下一步治疗了。

拔牙后该如何处理呢？可以不做任何处理吗？

是否可以不做任何处理，请在拔牙前和口腔医生确认好。

一般来说，在拔牙前就应该和医生商量好拔完牙后该如何处理。拔完牙后，如果不做任何处理，就可能出现以下情况。

> ①为了填补空缺，其他牙齿出现移位，比如邻牙倾斜、本应和它咬合的对颌牙伸长等。如果放任不管，牙齿会变得不整齐，甚至影响咬合。
>
> ②拔完牙后，因为空缺处不方便咀嚼，所以就经常使用另一侧的牙齿咀嚼。而过度使用另一侧的牙齿可能会导致其磨损或受伤。
>
> ③可能会影响发音。空缺的牙齿部位出现漏风，导致发音不清。
>
> ④牙齿缺失会影响美观，无法自信地展现笑容，还会影响进食。

为了实现牙齿寿命100岁的目标，请不要在拔牙后放任不管。拔牙后究竟该如何处理，需要综合考虑以下几个问题。

①缺失的牙齿是前牙还是磨牙？

②缺失的牙齿在拔除之前，是否一直在发挥功能？

③支撑牙齿的牙槽骨是否完整地保留了下来？

④缺失牙齿周围的牙齿是怎样的？确认是否有起支撑作用的健康牙齿、是否有戴人造冠的牙齿等。

下一节，我将介绍拔牙后的修复方法。

拔牙后该如何填补空缺呢？
请先了解一下固定义齿、可摘义齿和种植义齿。

固定义齿俗称"固定桥"，是指以相邻牙齿或缺失牙两侧的牙齿为支撑，像搭桥一样使用人造冠填补缺牙的方法。因为是固定的，所以不能自行摘戴，也少有异物感，有较高的舒适度。这是固定义齿的优点。

不过，安装固定义齿时需要打磨两侧的邻牙，也就是说必须打磨健康的牙齿。另外，作为支撑的两侧邻牙和牙龈需要承受一定的负担，因此如果两侧邻牙不健康，反而会缩短它们的寿命。这是固定义齿的缺点。

固定义齿

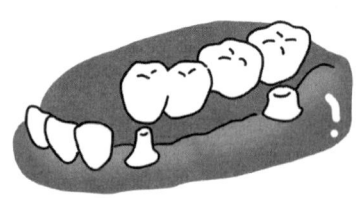

它的优点是不需要摘戴，缺点是需要打磨作为支撑的邻牙

可摘义齿是指将粉色的树脂基托安装在义齿上，然后通过卡环固定在两侧的真牙上的方法。金属卡环的美观性较差，可以选择使用和基托材料一样的卡环。

佩戴可摘义齿进行咬合需要一段时间来适应。它的优点是摘戴简单，容易清洁。缺点是其咬合力不如固定义齿或种植义齿强。关于可摘义齿的护理方法等，我会在第197页进行详细的讲解。

可摘义齿

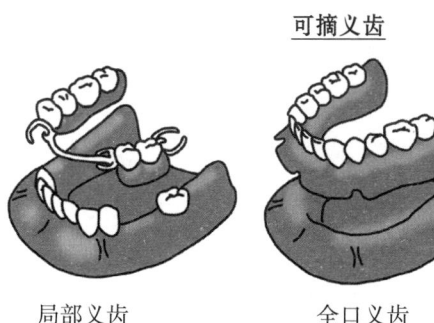

局部义齿　　　全口义齿

它的优点是可摘戴，容易清洁。缺点是咬合力弱

种植义齿（俗称"种植牙"）是指将纯钛金属的螺钉（一般称为"种植体"）植入缺牙处的颌骨内的方法。种植体会与周围的骨骼结合在一起，形成非常稳固的关系，因此其优点是可以和真牙的咬合力一样，并且不需要打磨邻牙。因为打磨牙齿会减短牙齿的寿命，所以如果想要延长牙齿的寿命，种植义齿可以说是最好的选择。

不过，种植义齿也有缺点，那就是必须进行外科手术，并且术后需要很长一段时间才能使用义齿。另外，种植义齿的治疗费用比其他治疗方法高。

种植义齿

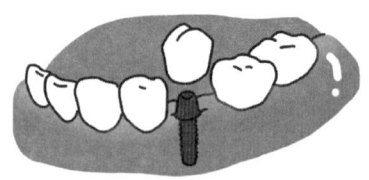

它的优点是可以和真牙的咬合力一样,缺点是必须进行外科手术

下面就来总结一下3种治疗方法的特点。

	固定义齿	可摘义齿	种植义齿
稳固性	取决于两侧的邻牙	需要定期调整	稳固性高
咬合力	和真牙几乎相同。不过还取决于两侧的邻牙	不适合食用坚硬或有黏性的食物。全口义齿的咬合力更弱	和真牙相同
治疗时间	1~3个月	1~3个月	3~6个月
平均寿命	5年及以上	5年及以上	10年以上

需要注意的是,上述优缺点也取决于患者个人的口腔状况。如果实在无法决定,就去医院和医生一起商定吧。

佩戴可摘义齿后,是不是必须在某种程度上限制饮食呢?
每个人的情况都不同,可以通过治疗方法来弥补。

无论是佩戴全口义齿,还是佩戴可摘局部义齿,只要牙龈及其下面的牙槽骨在某种程度上还算完整,就不会对饮食产生太大的影响。但如果牙龈部分萎缩或牙槽骨骨量较少,那么要保持原有的饮食习惯,可能就比较困难了。为此,下文将介绍几种治疗方法。

・种植覆盖义齿

这是一种将义齿的基托采取覆盖的方式种植在颌骨上的可摘义齿,可以让义齿更方便咀嚼。

这种方法最大的优点是以少量的种植体保证充分的咀嚼。种植只起固定作用,所以不管患者缺失了多少颗牙齿,都只需植入1~2个种植体,性价比非常高。

它和普通的种植义齿一样,缺点是需要做手术。而

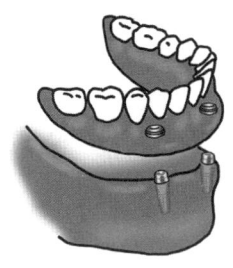

只需植入1~2个种植体,即可充分咀嚼的可摘义齿

且，牙龈萎缩非常严重的部位，不可以植入种植体。

· **非金属卡环义齿**

不喜欢可摘义齿上有金属材质的人，推荐使用非金属卡环义齿。

正如这个名字所描述的，这种可摘义齿的卡环使用的不是金属，而是粉色的树脂。它和牙龈几乎可以融为一体，美观性极强。它也并不是完全不用金属，有些义齿为了稳固，会在看不到的地方使用金属部件。

不过，树脂部分的增加意味着耐用性会相应地降低。喜欢细嚼慢咽的人就不太适合这类可摘义齿。

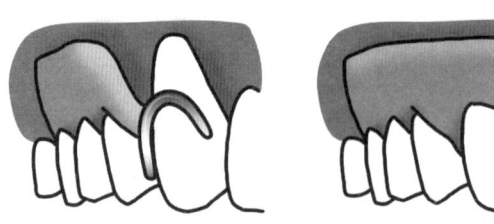

外观自然，看不到金属部件

· **圆锥形套筒冠可摘义齿**

如果牙齿留存比较多，并希望它们能够长久地维持下去，同时也希望可摘义齿尽可能小一点，那么圆锥形套筒冠可摘义齿就非常适合。这种义齿的尺寸很小，并且不需要将卡环钩在其余的牙齿上，外观比较自然。即便是安装在上排牙齿上，也非常舒适，一般不会出现不适症状。

另外，这种义齿会最大程度地利用原生牙齿作支撑，具有很出色的咬合力。使用年限比其他可摘义齿长，这也是它的一大优点。如果其他可摘义齿用作支撑的牙齿断了，那么大概率需要重新制作义齿。但是圆锥形套筒冠可摘义齿一般只需填补缺失的部位即可。

圆锥形套筒冠可摘义齿的缺点是价格昂贵。另外，摘掉义齿的外冠后，还会露出银色的内冠，很不美观。

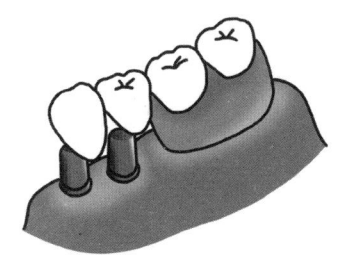

优点是不使用卡环，能充分咀嚼

· 磁性附着体义齿

经常会有患者问："我虽然需要佩戴全口义齿，但还残留了几个牙根。能不能使用它们呢？"在只留有牙根的牙齿上安装一种叫作**磁性附着体**的装置后，可以利用磁力将义齿吸附在牙根上。

哪怕只有1颗牙齿残留，也可以使用磁性附着体义齿，而且设置好的话，效果显著。留存的牙齿数量只要足够，就能够保证正常的咀嚼功能。

如果牙齿只剩下残冠或残根，而且很难清洁，那即便用作基牙，大多也无法正常使用。因牙周病而松动的牙齿原本就无法支撑义齿。在这样的牙齿上安装磁性附着体的话，反而会引起疼痛。

另外，义齿的强度不足也可能导致咀嚼困难。义齿的强度如果不够，咀嚼时就容易咬到牙龈，造成疼痛，从而影响到咬合力。如果无法判断义齿的强度，可以用手拿着义齿，试着让其弯曲。如果仅凭手指的力量，就能够让它弯曲，那说明其强度较弱。

! **让牙齿活到100岁的要点**

如果在佩戴可摘义齿期间，不想限制饮食，就请咨询口腔医生的意见。

初次佩戴可摘义齿需要注意哪些问题？该如何摘戴？

为了能够让可摘义齿用得久一点，一起来学习如何与可摘义齿友好相处吧。

做好日常护理和定期保养，可以延长可摘义齿的使用寿命。另外，可摘义齿制作完成后，并不意味着就结束了。后面还需要一点一点调整，让它和佩戴者的口腔完美契合。

可摘义齿有很多优点。它不需要打磨太多的牙齿，也不需要进行像种植义齿那样的外科手术。

但是，无论是由技术多么高超的技工制作的可摘义齿，患者刚开始佩戴时都难免会产生一些不适感。受到可摘义齿的压迫，牙龈也会出现压痕或凹陷，形状出现轻微的改变。因此，义齿使用1~2周后，必须进行调整。

请把最开始的1~2周当作适应可摘义齿的时间吧。

刚开始佩戴时，比较容易咬到舌头，建议不要食用质地坚硬的食物。在适应期间，尽量食用质地柔软的食物。如果佩戴后感觉疼痛，或者出现其他问题，请不要忍耐，立即去医院让医生帮忙处理。医生在调整义齿时，会检查牙龈和义齿之间是否有缝隙，有无强力冲撞的部位。除此之外，医生还会检查并调整咬合。

等到初步调整结束，患者已经适应可摘义齿时，需要再进行一次精密的调整。如此一来，可摘义齿就可以在各方面的功能上满足患者。

为了不伤害牙龈、口腔内壁,也为了不损坏可摘义齿,下面就一起来学习可摘义齿的摘戴吧!

可摘义齿的摘戴诀窍

可摘局部义齿

<佩戴诀窍>

①用双手手指按住卡环。

②支撑着要插入卡环的牙齿,同时轻轻地将卡环按压进去。

③轻咬一下,确认义齿是否在正确的位置上。

※不用手,而是通过用力咬让卡环嵌入,可能会导致卡环破损。

<摘下诀窍>

①和佩戴时一样,用手指按住卡环和两侧牙齿。

②摘上排的可摘义齿时,向下按压。摘下排的可摘义齿时,向上推。稍微用点力,就能将义齿摘下。

※如果只摘下了单侧,请将它再次按压回去,然后两侧同时摘下。切勿用力过猛。

上排的可摘义齿

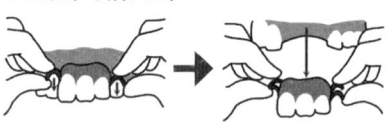

下排的可摘义齿

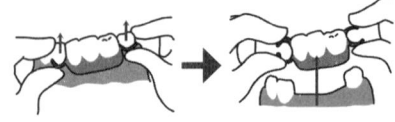

全口义齿

<佩戴诀窍>

①佩戴前，为了便于贴合，请先将可摘义齿浸湿。

②从内侧开始，旋转着放入。顶住门牙部位有助于嵌入。

③如果是佩戴上排的可摘义齿，就将大拇指放在正中间，向上推压。如果是佩戴下排的可摘义齿，就用双手手指轻轻向正下方按压。

※如果上下排都是全口义齿，先佩戴下排的会比较容易。

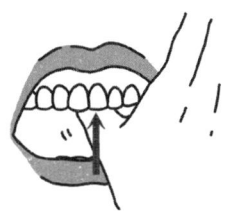 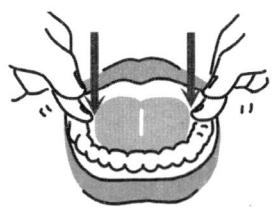

用大拇指按压基托的中央部位，让其和黏膜吸附在一起

将手指放在磨牙上，然后沿着下颌黏膜轻轻推压

<摘下诀窍>

①如果是上排的可摘义齿，就顶住门牙部位，向前方倾斜。如果是下排的可摘义齿，就将大拇指抵在门牙的牙龈上，然后向上提起。

②为了方便摘下磨牙部分，可以让空气进入，让义齿脱离黏膜。

上排的全口义齿　　　下排的全口义齿

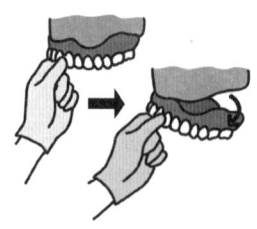
顶住义齿的门牙部位

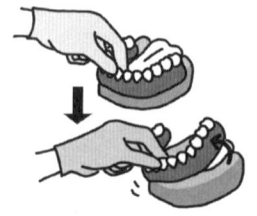
使空气进入，让磨牙部分脱离黏膜

原本与口腔完全契合的可摘义齿，使用时间久了，也会变得不匹配。这是由义齿的损伤造成的，比如人造牙因磨损而变形，粉色的基托部位破损，卡环变色或松动，等等。

一旦感到不适或疼痛，请不要置之不理，建议立即就诊，进行修理或调整。

可摘义齿会龋坏吗？需要每天进行护理吗？
可摘义齿不好好护理的话，就会成为细菌的温床，也可能发生破损。

可摘义齿确实和真牙不同，它不会龋坏。但由于牙菌斑、牙结石会附着在上面，所以必须每天都清洁。而且定制一副义齿也不是易事，为了延长它的使用寿命，建议每天进行护理。

可摘局部义齿容易导致其余的牙齿发生龋坏和牙周病，尤其是卡环勾住的牙齿，需要特别注意。

可摘义齿护理不到位，还会引起口臭和口腔溃疡。义齿沾上有色污渍或牙结石后，会难以去除。此时，如果使用蛮力，就可能会导致义齿破损，因此建议去医院进行超声波洁牙。除此之外，一旦发现金属变色或出现裂缝等问题，也要立即去医院。

下面，就来一起学习一下可摘义齿的护理方法吧。可能在医院就诊时，有人已从口腔医生那里学习过了。

餐后护理

为了防止可摘义齿摔坏或掉入排水口，请准备一个装水的洗脸盆，或在洗手池内装满水。建议使用可摘义齿专用清洁刷。这种刷子的刷毛比普通牙刷更加柔软，设计上也更方便使力和清洁。有人会使用牙膏来清洁可摘义齿，但牙膏中添加的研磨剂会损坏可摘义齿，所以最好不要使用。

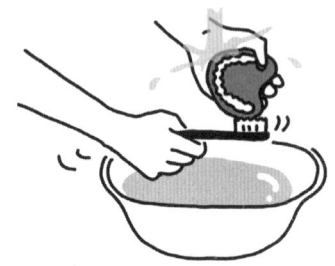

如果可以，最好准备一个专用的洗脸盆，用清水清洗

可摘局部义齿的卡环容易堆积污垢，请有意识地进行清洁。

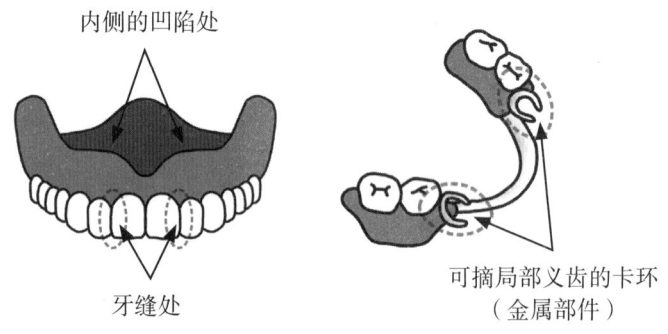

内侧的凹陷处

牙缝处

可摘局部义齿的卡环（金属部件）

同时，也不要忘记其余牙齿的护理。卡环勾住的牙齿及和义齿接触的牙面，尤其需要认真清洁。请将牙刷抵在牙齿根部，然后轻柔地小幅度移动，将污垢清理干净。

从容易沾染污垢的部位开始,按照①~③的顺序刷。

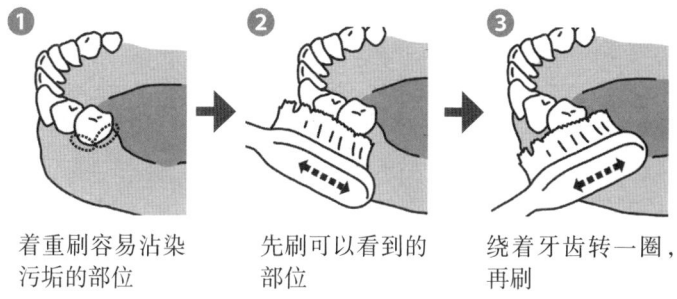

着重刷容易沾染污垢的部位　　先刷可以看到的部位　　绕着牙齿转一圈,再刷

睡前护理

将可摘义齿浸泡在清洁剂中,可以去除单靠清洁刷很难清除的污垢、细菌和霉菌等。除了餐后的护理外,请每天都用清洁剂清洗1次可摘义齿。

在温水中加入清洁剂,再将可摘义齿放入其中。在杯子等容器中,水可能容易溢出来;如果温水太多,就会导致清洁剂浓度过低。因此,建议使用可摘义齿专用的清洗盒。

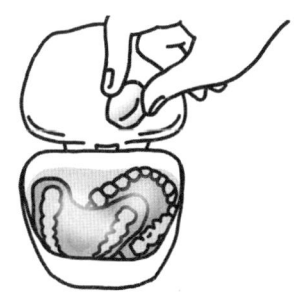

让可摘义齿完全浸没在水中

使用开水会导致可摘义齿变形。请务必使用温水，并把握好浸泡时间。

如果可摘义齿被摘下后放置在干燥的环境中，就会发生变形，或产生裂缝。因此，如果不立即使用，请将它保存在装满水的可摘义齿专用盒中，或者用浸湿的纱布等将它包裹住，让它一直保持湿润的状态。

可摘义齿的卡环会影响周围的牙齿吗？

在某些情况下，卡环确实会对牙齿造成损害。不过，可摘义齿如果设计得好，就可以减轻牙齿的负担。

经常听到患者抱怨，佩戴可摘义齿不久后牙齿就掉落了。

真牙和义齿的相容性很差，毕竟真牙也并非是专门为可摘义齿提供支撑而生长的。因此，**口腔医生会在可摘义齿的设计上下功夫**，尽可能让它不要给牙齿造成负担。

另外，每次打磨牙齿、改变牙齿的形状，或改变已经安装在口中的人造冠的形状，都需要重新制作可摘义齿。可摘义齿的卡环形状设计也是一个非常深奥的领域。设计时，需要综合考虑很多方面，例如用作支撑的牙齿的状态、卡环的方向、位置、咬合情况，等等。口腔医生会综合口腔的整体情况来进行判断，可以向口腔医生咨询相关问题。

为什么可摘义齿会变得不合适了呢?
因为牙龈萎缩了。

"我以为制作完可摘义齿后就没事了,为什么还必须去定期保养呢?"

"有必要这么频繁地去医院吗?"

我想应该很多人都有这样的疑问吧?

其实,可摘义齿之所以需要像自己的牙齿一样定期进行保养,是因为随着时间的推移,可摘义齿下面的牙龈会萎缩,导致义齿变得不合适。

继续使用不合适的可摘义齿会怎么样呢?刚开始可能完全没有不适感。因为就算有一部分牙龈萎缩,其他部分的牙龈也会进行代偿。此时,如果不采取任何措施,牙龈就会进一步萎缩。渐渐地,可摘义齿就会开始松动,导致用餐时和牙龈发生摩擦,进而对牙龈造成伤害。习惯用力咀嚼的人,甚至还会长溃疡。

继续使用不合适的可摘义齿还可能导致下颌在不知不觉间发生错位。这样一来,咀嚼效率也会逐渐下降。

可摘义齿安装好后并不意味着就此结束了。请定期对义齿进行保养和检查。

拔除智齿后可以安装固定义齿吗？

固定义齿最好是以两侧的邻牙为支撑进行固定。只靠单侧支撑的话，牙齿容易磨损，从而缩短使用寿命。

正如前文所说，以缺失牙为中心，以两端的真牙为基牙，制作连接体将义齿固定在基牙上，这就是"**固定义齿**"。

固定义齿主要有3大优点。

①不可摘，没有明显的异物感。

②咬合力和真牙差不多，不会随着时间的推移下降。

③外观比较自然、美观。

固定义齿也有3大缺点。

①必须打磨作为支撑的邻牙。

②连接部容易堆积污垢，需要有意识地进行护理。

③作为支撑的牙齿会比普通牙齿承受更大的负担，寿命会缩短。

如果希望减少对牙齿的打磨，那么可以选择"树脂粘接固定义齿"。

这种治疗方法得益于粘接技术的进步。其优点是利用树脂粘接剂将义齿粘到邻牙上,几乎不需要打磨邻牙。

不过,它也有缺点,即价格偏高。而且,因为牙齿的打磨量少,所以相对来说,义齿比普通的固定义齿更容易脱落。

固定义齿不适用于修复最里面的牙齿。因为用固定义齿的方式修复最里面的牙齿,会在后方产生杠杆力,增加支撑牙的负担。

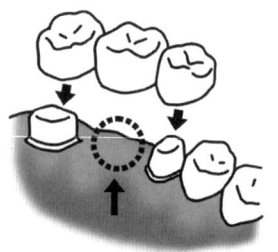

缺牙部位
(在两颗牙齿中间)

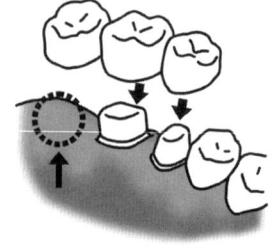

缺牙部位
(最里面的牙齿)

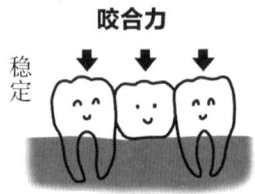

支撑的牙齿如果位于两侧,就不会承受多余的力

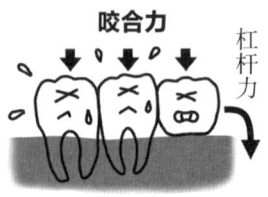

支撑的牙齿如果位于单侧,在杠杆力的作用下,就容易磨损

种植义齿后，能不能做磁共振成像（MRI）检查？

可以，不过也有几点注意事项。

做MRI检查时不能携带金属物品，主要原因有以下2点。

一是MRI装置相当于一个巨大的磁铁，对周围的金属有强烈的吸附性。我想大家应该能想象出MRI装置吸附金属的情景吧？

二是金属物品会干扰成像，导致无法形成清晰的影像。

目前，种植义齿的种植体最常用的材料是钛。钛没有磁性，在进行MRI检查时，既不会发生下颌被牵拉的情况，也不会对成像产生影响。同样，如果口腔中有用作嵌体或固定义齿的钛金属，也没有问题。

最近出现了二氧化锆种植体。二氧化锆又被称为"人造钻石"，不管是和人体的契合度，还是安全性都很高。而且，它不是金属，所以也不会干扰成像。

唯一需要注意的是利用磁铁进行固定的可摘义齿。佩戴这类可摘义齿的人在进行MRI检查时，必须摘下义齿。

拔牙与智齿

我正在考虑种植义齿，但有点害怕。什么是种植义齿？

种植义齿属于口腔外科治疗，害怕也是能够理解的。下面就一起来了解一下种植义齿吧！

将金属的一部分植入缺失牙部位的下方，再在上面安装人造冠。这种治疗方法就是"种植义齿治疗"。

有人可能以为这是一种新型的治疗法，但其实早在20世纪60年代，瑞典就已经进行了临床试验。日本也早在20世纪80年代就开始推行这种治疗法了。如今，种植义齿的技术已十分成熟。

种植义齿和固定义齿、可摘义齿有着本质上的区别，那就是它可以独立支撑，不会对周围牙齿产生额外的压力。

其他治疗法不可避免地都会给周围的牙齿增加额外的负担，只有种植义齿是植入人造牙根，相当于单纯地增加了1颗牙齿。因此，种植义齿可以和真牙一样进行咀嚼，而且既不会影响周围的牙齿，安装后也不会产生异物感。这

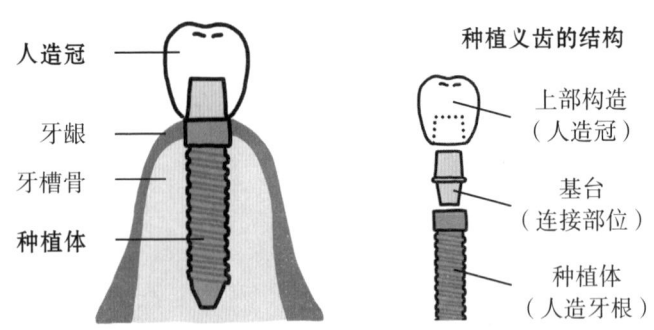

些都是种植义齿的优点。

但是，种植义齿并不适用于所有人。例如，牙槽骨的厚度或高度不够时，进行种植义齿治疗就很困难。

牙齿缺失后，牙槽骨就不需要再支撑牙齿了，自然而然就会被吸收，骨质逐渐流失。牙槽骨一旦流失，不仅是种植义齿治疗，固定义齿和可摘义齿治疗等也会变得困难重重。因此，牙齿缺失后，请不要放任不管，最好尽快去医院进行治疗。

骨量不足或患有牙周病的人，在种植义齿前，需要先接受治疗，给种植义齿一个良好的口腔环境。这些治疗叫作"预处理"。

牙槽骨萎缩或太薄，需要增加骨量，这种预处理就是前文提到的"引导性组织再生术"。这是一种专业性极高的治疗方法，难易度取决于需要增骨的量和部位。因此，最好提前接受相关检查，并向口腔医生了解治疗计划。

种植体一般是由钛制作而成的，而钛是一种不易引起过敏的金属，被广泛应用于医疗领域。但是，也有极少数人对钛过敏。如果遇到这种情况，就可以改用二氧化锆种植体。

种植义齿还受全身健康状况的影响。吸烟者和糖尿病患者的种植义齿成功率普遍偏低。建议前者尽量在手术前1个月戒烟，后者最好和内科医生一起探讨，并制订最合理的治疗方案。另外，下颌还没发育完全的未成年人也不能进行种植义齿治疗。正在服用抗癌药或接受放射性治疗的患者，也不适合种植义齿治疗。

种植义齿时，首先会将种植体植入牙槽骨。一般来说，种植体和牙槽骨完全融合需要1~4个月的时间。不过，具体的融合时间和牙槽骨的自愈力有很大的关系，因此存在个体差异。但治疗时间长这一点确实是种植义齿的一大缺点。

术后的疼痛、肿胀情况也取决于手术的方法和个体差异。大多数患者术后都是轻微的疼痛，一般持续1天左右。如果术前增加了人造骨，那肿胀情况可能会持续久一些，大概1周左右。第一次种植义齿时，患者可能都会感到不安。不过医生会通过麻醉药等控制疼痛，因此不用太担心。但是，如果术后觉得疼痛加重，请立即去医院就诊。

另外，由于种植义齿是人造牙齿，所以不会龋坏。但是，如果和原生牙齿一样堆积了牙结石、牙菌斑等污垢，就会引起牙周病（种植体周围炎）。**种植体周围炎**的可怕之处在于它和由原生牙齿引起的牙周病不同，不会引起牙齿松动，咀嚼时也不会感到疼痛。等到发现时，病情有可能已经发展到不得不取出种植体的程度了。

因此，接受过种植义齿治疗的人除了每天刷牙，并用牙线等进行护理之外，还必须定期去医院进行保养和清洁。此外，还需要定期检查自我护理是否充分，平日的刷牙是否到位。

种植义齿价格昂贵,还需要做手术。它能永久使用吗?
很遗憾,它并不能永久使用。

这也是患者经常问到的问题。种植义齿是人造牙齿,它并不能永久使用。

种植义齿由3个部分构成。手术中最困难的部分就是植入"**种植体**"。一旦种植体断裂或脱落,就必须重新植入。这将会花费大量的时间和金钱,因此最好避免发生这类问题。

种植义齿的结构

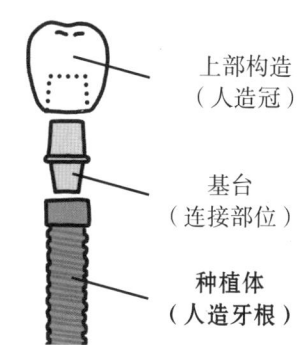

- 上部构造(人造冠)
- 基台(连接部位)
- **种植体**(人造牙根)

如果种植义齿长时间承受很强的压力,就可能断裂。为了防止这种情况发生,种植义齿中间的基台(螺纹结构)承担了安全装置的作用。也就是说,当种植体一直承受过强的压力时，中间的基台会在种植体断裂前发生松动，从而使整个种植义齿发生松动。反复几次后，基台会磨损，因此最好定期更换。

另外，如果种植义齿一直承受着太大的压力，也可以通过调整咬合，或佩戴防止磨牙的牙套来预防种植体断裂。

后记

感谢大家能够阅读到最后。

我在本书中毫无保留地分享了有助于牙齿活到100岁的诀窍、相关知识点和注意事项。

"与我印象中的口腔医生和治疗不一样！"

"原来牙齿的健康还会影响寿命啊！"

"这个习惯，我好像也可以养成。"

读完本书，如果你能有这样的发现，那将是我的荣幸。

同时我也希望大家不要只停留在知识层面，而是真正地做到定期检查和保养自己的牙齿。这才是让牙齿活到100岁的关键。

为了方便大家在遇到口腔问题时能快速查阅，本书第2章、第3章和第4章都设计了书眉。

随着年龄的增长，我们所面临的牙齿问题也会发生改变。例如结婚、生育等人生大事前的口腔护理，工作繁忙之时突然牙疼，等等。如果遇到口腔问题，请大家一定要翻开本书。相信你一定能够在书中找到有关治疗或选择的建议。

现在是信息化社会，网络充斥着良莠不齐的信息。想找到正确答案，就需要花费一定的时间。

以口腔护理问题为例，经常有患者问我："餐后应该立即刷牙，还是应该等30分钟再刷牙？"其实，这两种都是正确答案。

读过本书的人应该都知道原因吧？这取决于当时的实际状况及每个人的口腔环境。

每个患者的习惯和口腔情况都不同，我认为制订出独属于这个患者的治疗方案，提出最适合他的建议，是所有口腔医生的职责。最近，越来越多的口腔医生都和我有相同的想法，这让我感到非常欣慰。不过，有些医生仍然维持着一贯的作风。他们在为患者制订治疗方案时，只会从医生的角度出发，给出片面的建议。从患者的角度来说，因为他面对的是具有专业知识的医生，所以往往都会听从医生的建议，而很难表达自己的意见。我想应该很多人都有过类似的经历吧。

这时，不妨翻开本书。

"好像还有××治疗方法,对于我来说,它怎么样呢?"
"同样的治疗,费用和舒适度有什么区别呢?"

希望读完本书后,当口腔医生和你讨论牙齿治疗方案时,你能提出更加合理的疑问。也希望本书能帮助大家了解必要的牙齿相关知识,从而消除内心的不安。

祝愿大家将健康的口腔维持到100岁,快乐、充实地度过一生。

鱼田真弘